聞いて覚える医学英単語

キクタン メディカル

1. 人体の構造編

監修・執筆 髙橋 玲（Dr.レイ）

医学英語の土台を築こう

『キクタンメディカル』は、医学英単語・表現を音声を繰り返し聞いて身に付けることを目指した学習書です。発音やリスニングに重点を置き、さらにその語に関連した医学的知識も整理できるようにしました。医系学生、医療従事者（医師、看護師、薬剤師など）、その他の医療業界関係者、医学に関心のある初学者が対象ですが、これから医学系大学を目指す学生の挑戦も期待しています。

細分化する医療分野をつなぐ医学英語

近年、医学の進歩によって各分野の専門化が急速に進み、特にチーム医療では異なる分野の専門家同士の円滑な意思疎通が求められるようになってきています。国内だけでなく、海外の専門家との情報交換の必要性も高まっており、その際の共通語としては英語が用いられます。専門家たちと英語で情報交換する場合、英語の知識だけでなく、当然ながら医学的知識も必要となります。

しかしながら現状では、医学英語の知識を身に付けるためのカリキュラムや教材は、十分に整備されていません。医学英語を体系的に学ぶことができる教材が、情報を共有するためのツールとして医療の各分野に広まれば、学習のよい指針になることでしょう。本シリーズはそうした願いも込めて作成しました。

英語と医学をセットで学ぶ

本シリーズでは、医学英語を「人体の構造・機能」「症候・疾患」「診療・検査」「保健医療」「看護・ケア」「薬剤」の6つの分野に分け、それぞれを640語で構成しました。一部の重複を除いても、6冊で3400語を超える医学英単語を学ぶことができます。その中でも特に重要と考えられる語には、★を付しています。

一般英語の学習とは異なり、医学英語には、英単語とその日本語訳を覚えるだけでは不十分な場合が多くあります。専門用語として医学的な意味まで理解して初めて、その単語を知っているといえるのです。例えば、verruca の日本語訳は「疣贅（ゆうぜい）」ですが、これが「皮膚の隆起による疣（いぼ）」であることを知らなければ、実

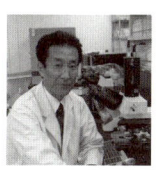

高橋 玲（Dr. レイ）
同志社女子大学薬学部
医療薬学科
薬物治療学研究室教授

際に使いこなすことはできません。

本シリーズでは、英単語、日本語訳、医学的意味をひとかたまりで覚えられるように、医学的知識を補う解説文や図などをたくさん盛り込んでいます。特に「人体の構造」を扱った本書では、全ての見出し語がイラストで図解してありますので、視覚も使いながら各語を身に付けていくことができるでしょう。

英語の発音をものにする

本書に付属のCDには、全ての見出し語の発音が音楽に乗せたチャンツの形で収録されています。これを聞けば、チャンツのリズムによって脳の働きが活性化され、積極的に学習に取り組むことができるでしょう。イラストで位置を確認しながら、実際に自分の身体を触ったり動かしたりして、CDの音声を復唱すれば、さらに楽しく学習を進められます。

また、本書には見出し語の発音を確認するためのCDと発音記号のほかに、私が考案した"Dr. Rei's Phonetic Symbols"という発音表記を載せています。発音の分からない単語があったときには、まずCDの音声を聞いて、辞書や本書の発音記号を確認することが基本ですが、それに加えて"Dr. Rei's Phonetic Symbols"を参考にしてみてください。カタカナがベースなので読みやすく、そのまま読むだけで自然に英語らしい発音ができます。

本書がきっかけとなって、学生や医療関係者が、新たな感覚と視野で医学英語の学習を続けていくことができるようになれば、この本の目的は達せられたと信じます。

最後に、今回の企画段階から尽力いただいた担当編集者である株式会社アルクの中島もえ氏、イラスト作成の吉泉ゆう子氏に深甚なる謝意を表します。私の医学英語の恩師であり英語編集に協力いただいたKris Chugani氏、臨床場面でのご教示をいただいた同志社女子大学薬学部医療薬学科の村上元庸教授にも、本書上梓にあたり心より御礼申し上げます。

2010年1月

髙橋　玲（Dr. レイ）

Contents

人体の構造に関する医学英単語
640語を完全マスター！

Chapter 1
身体の部位
Page 9 ▶ 45

Unit 1
頭頸部（とうけいぶ） ▶ [001-032]

Unit 2
体幹（たいかん） ▶ [033-064]

Unit 3
上肢・下肢（じょうし・かし） ▶ [065-096]

Unit 4
体腔・膜・関節・運動を表す語（たいくう） ▶ [097-128]

Unit 5
体の面・方向・位置を表す語 ▶ [129-160]

コラム①
・quadrant（四分円）について
・複数形の語尾変化――基本の4法則
Page 46

Chapter 2
運動器系
Page 47 ▶ 87

Unit 1
頭頸部（とうけいぶ） ▶ [161-192]

Unit 2
体幹（腹側）（ふくそく） ▶ [193-224]

Unit 3
体幹（背側）（はいそく） ▶ [225-256]

Unit 4
上肢（じょうし） ▶ [257-288]

Unit 5
下肢（かし） ▶ [289-320]

コラム②
・「á」は「エィ」と気合を入れて！
・2頭、3頭、4頭……合わせて何頭？
Page 88

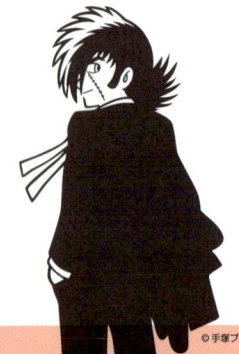

© 手塚プロダクション

前書き
Page 2 ▶ 3

本書と CD の使い方
Page 6 ▶ 8

INDEX
[英語]
Page 174 ▶ 180
[日本語]
Page 181 ▶ 187

Chapter 3
脳・神経・脈管系
Page 89 ▶ 129

Unit 1
脳 ▶ [321-352]

Unit 2
神経系 ▶ [353-384]

Unit 3
感覚器
▶ [385-416]

Unit 4
脈管系① ▶ [417-448]

Unit 5
脈管系② ▶ [449-480]

コラム③
・ミクロの洞穴案内
・末梢に対する基準となるものは？
Page 130

Chapter 4
内臓系
Page 131 ▶ 171

Unit 1
循環器系 ▶ [481-512]

Unit 2
内分泌系 ▶ [513-544]

Unit 3
呼吸器系 ▶ [545-576]

Unit 4
消化器系 ▶ [577-608]

Unit 5
泌尿生殖器系 ▶ [609-640]

コラム④
・apex（尖）と base（底）
・bifurcation（<二叉>分岐）について
Page 172

【記号説明】
CD-01：「CDのトラック1を聞いてください」という意味です。
L：見出し語のラテン語表記を表します。
G：見出し語のギリシャ語表記を表します。
複：複数形を表します。
例：見出し語または▶の前にある語の用例を表します。

＝：同義語を表します。
≒：類義語を表します。
⇔：対義語を表します。
名 形 動：順に、名詞、形容詞、動詞を表します。
＋：補足説明を表します。
[ ]：言い換えまたは略語を表します。

本書とCDの使い方

本書の利用法

本書は4つの Chapter で構成されており、各 Chapter は5つの Unit で構成されています。1つの Unit には見出し語が32語あります。

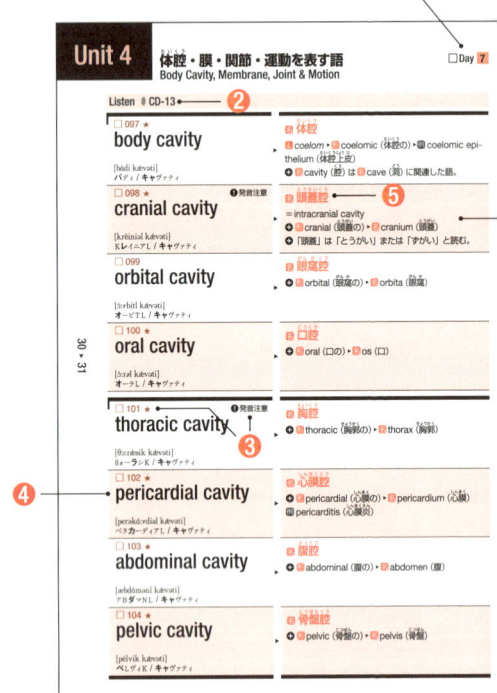

❶ Day カウンター

1日16語×40日のペースで学習を進めた場合の、通算の学習日を表示しています。1日の学習を終えたらチェックボックスにチェックを入れ、学習ペースの目安にしてください。
1日の学習語数を決めて計画的に学習を進めたい人は、このカウンターを活用しましょう。

❷ CDトラックマーク

該当のCDトラックを呼び出して、[英語▶日本語▶英語▶ポーズ]の順に収録されている「チャンツ」で見出し語の発音とその意味をチェックしましょう。

❸ 重要語と注意事項

見出し語番号の横に★印が付いたものは、必ず覚えてほしい重要語です。また、アクセントや発音に注意が必要なものには「❶発音注意」の表示が付いています。

❹ 見出し語

1ページに8語ずつ、発音記号と発音のカタカナ表記(Dr. Rei's Phonetic Symbols)とともに掲載されています。まず文字で見出し語とその意味、発音を確認してからCDを聞き、自分でも発音すると、効果的な学習ができます。

❺ 語義

見出し語の意味です。代表的な語義を色付きの太字にし、CDに収録しています。

❻ 派生語・関連語など

見出し語の複数形や同義語、類義語、対義語、見出し語に関する備考知識などが学べます。

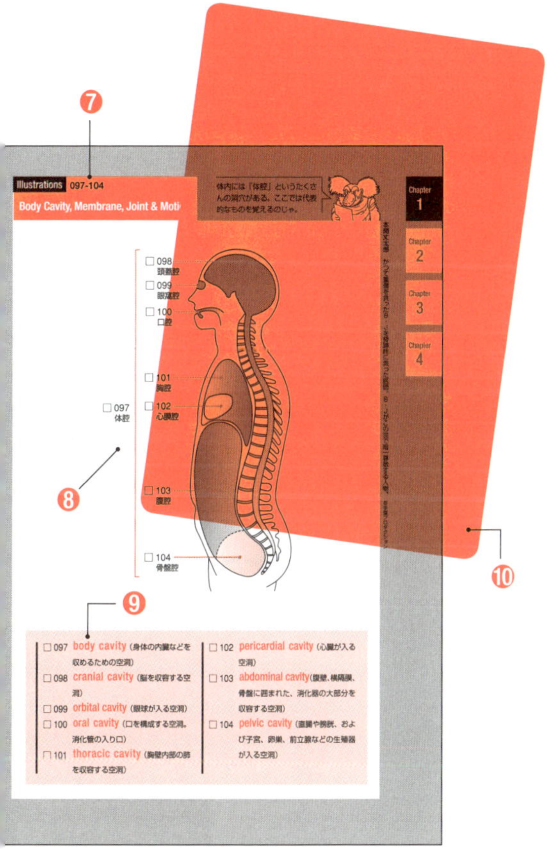

CDの利用法

本書にはCDが1枚付いています。見出し語は全て［英語▶日本語▶英語▶ポーズ］の順にチャンツで収録されています。リズムに乗って楽しく学習しましょう。

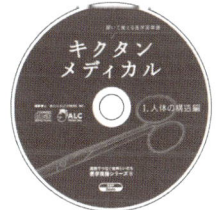

CD収録分数：約73分

該当するCDトラックを呼び出してチャンツを聞き、見出し語の発音と意味を一緒に覚えましょう。慣れてきたら、本を見ずにCDを聞き、ポーズ（音声の空白時間）で英語を発音しましょう。毎日のちょっとした空き時間を利用して繰り返しCDを聞くことで、英語のリズムやリスニング力が身に付きます。

❼ 見出し語番号

図に表示されている見出し語の番号です。例えば「001-008」とある場合は、「001から008の見出し語が示されている図である」ということを表します。

❽ 図

見出し語が示す部位を、見出し語番号、語義とともに表した図です。

❾ 見出し語リスト

図に含まれる見出し語です。図だけでは位置を特定しにくい語には説明が付いています。チェックシートをかぶせて見出し語を消し、図を見ながら各部位の英語での呼び名が分かるか、確認しましょう。

❿ チェックシート

付属のチェックシートは復習に活用してください。見出し語の語義や図の下の見出し語リストの英語表現を隠して、各語の意味や、図に示されている部位の英語表現を確認しましょう。

医学英単語の発音上の注意点

　医学英単語は綴りが複雑なものが多い上に、ラテン語やギリシャ語に由来するものなどもあり、英単語を見ただけでは発音が分からない場合があります。辞書などには発音記号が付されていますが、これを正確に読みこなせる人はほとんどいないと言っても過言ではありません。また、英語の発音を単純にカタカナのみで表現しようとすると、本来入るべきではないところに母音が入ってしまい、不自然な発音になってしまいます。

　皆さんは (1) collagen、(2) allergy、(3) protein、(4) stress を「コラーゲン」、「アレルギー」、「プロテイン」、「ストレス」のように読んでいませんか？　私たち日本人は、つい単語の綴りをそのままローマ字読みしてしまう傾向があるのですが、それでは正しい発音は身に付きません。

　このような問題を解決すべく、筆者はカタカナとアルファベットのハイブリッド構成による、視覚的に分かりやすい発音表記法 Dr. Rei's Phonetic Symbols（次項参照）を考案しました。シンプルなルールでありながら、これを読むだけで英語らしい自然な発音ができます。上記の単語も、Dr. Rei's Phonetic Symbols で表記すると (1)「カラジャン」、(2)「アラージ」、(3)「Pロウティーン」、(4)「STレS」のようになり、これをそのまま声に出して読むと自然な発音になります。

　自然な英語の発音ができれば、その単語をはっきり聞き取れるようになっていることにも気付くはずです。最後に、ラテン語由来の単語の語尾変化にも注意してください。例えば、vertebra（椎骨）の複数形は vertebrae ですが、語尾変化の -ae は「イー」と発音します。従って、vertebrae は「**ヴァ**ータBリー」のような発音になります。

Dr. Rei's Phonetic Symbols について

　本書では、英単語の発音を表すのに、一般的に用いられる発音記号のほか、筆者が考案した発音・アクセントの新しい表現手法を使用しています。これは、カタカナとアルファベットを用いて、なるべく簡単に、そして一目で直感的に発音が分かるように表記を工夫したもので、以下のようなルールに基づいています。

基本的なルール
▶ アクセントのある文字を大きく表示しています。
▶ 後ろに母音の付かない子音は、アルファベット表記にしています。
▶ 母音はすべて［アイウエオ］で示し、細かい発音の違いや強弱による音の変化は区別していません。

［例］diaphragm [dáiəfræm] ▶ ［**ダ**イアFラM］

Dr. Rei's Phonetic Symbols では、アクセントの位置や発音の注意点を分かりやすく強調して表現しています。ただし、この表記法は英語の発音のすべてを正確に表すものではありません。本来の発音記号の補助として、また、読み方の基本的なガイドとして使ってください。

【付属 CD について】
● 弊社制作の音声 CD は、CD プレーヤーでの再生を保証する規格品です。
● パソコンでご使用になる場合、CD-ROM ドライブとの相性により、ディスクを再生できない場合がございます。ご了承ください。
● パソコンでタイトル・トラック情報を表示させたい場合は、iTunes をご利用ください。iTunes では、弊社が CD のタイトル・トラック情報を登録している Gracenote 社の CDDB（データベース）からインターネットを介してトラック情報を取得することができます。
● CD として正常に音声が再生できるディスクからパソコンや mp3 プレーヤー等への取り込み時にトラブルが生じた際は、まず、そのアプリケーション（ソフト）、プレーヤーの製作元へご相談ください。

Chapter 1

身体の部位
Parts of Body

Unit 1 頭頸部(とうけいぶ)
▶ [001-032]

Unit 2 体幹
▶ [033-064]

Unit 3 上肢(じょうし)・下肢(かし)
▶ [065-096]

Unit 4 体腔(たいくう)・膜・関節・運動を表す語
▶ [097-128]

Unit 5 体の面・方向・位置を表す語
▶ [129-160]

Introduction

　まず初めに、ヒトの身体を頭頸部(とうけいぶ)、体幹、上肢(じょうし)、下肢(かし)という4つのパートに分けて、それぞれの部分を表す語を見ていきましょう。Unit 4 では、「体腔(たいくう)」と呼ばれる体幹内部の空間やすき間の呼び名も取り上げます。

　さらに、身体の断面方向や位置を示すための語、関節の動きや方向を表す語を挙げていますが、これらはラテン語由来の見慣れない言葉が多く、なかなか覚えにくいものです。図を参照して、具体的に何を示しているのかをよく理解してください。位置・方向に関する語は将来いろいろな場面で繰り返し出てきますので、知っておくととても役に立ちます。

　また、特に Unit 1 の頭頸部では、医学英語と一般英語の両方に注意して見ていきましょう。例えば、「眼(め)」を表すのには oculus と eye のいずれもが使われます。

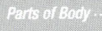
Parts of Body

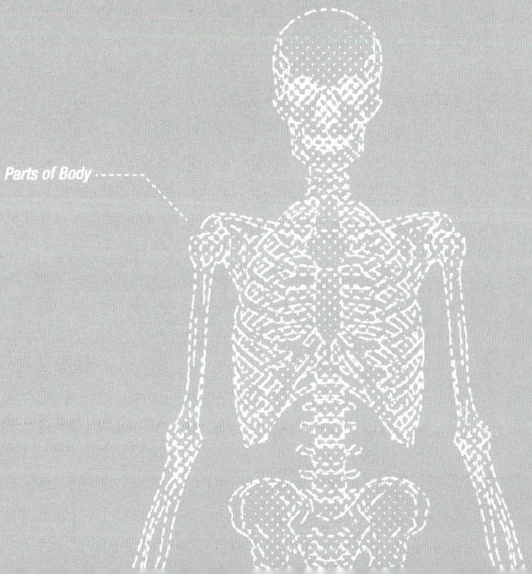

Unit 1　頭頸部（とうけいぶ）
Head and Neck

☐ Day 1

Listen 》CD-01

001 ★ head
[héd] ヘD

名 頭部
L *caput* ▶ 複 *capita*

002 ★ occiput
❶発音注意
[áksəpÀt] アKサパT

名 後頭
形 occipital（後頭の）▶ 例 occipital bone（後頭骨）

003 ★ temple
[témpl] テMPL

名 側頭、こめかみ
L *tempora* ▶ 形 temporal（側頭の）▶ 例 temporal lobe（側頭葉）

004 ★ hair
[héər] ヘアー

名 頭髪
形 hairy（毛状の、毛で覆われた）▶ 例 hairy tongue（毛舌）

005 ★ scalp
[skǽlp] Sキャ LP

名 頭皮
例 scalp dermatosis（頭皮疾患）

006 ★ forehead
[fɔ́ːrhèd] フォーヘD

名 前額、額
L *frons*、*sinciput*

007 ★ glabella
❶発音注意
[ɡləbélə] Gラベラ

名 眉間（みけん）
= intercilium
例 glabella reflex（眉間反射）

008 ★ face
[féis] フェイS

名 顔、顔面
複 facies [féiʃiːz]　L *facies* [fáʃiːz]
❶ 英語の複数形とラテン語の単数形は、綴りが同じだが発音は違うので注意。

☐ Day 1

Listen)) CD-02

☐ 009 ★ eyebrow
[áibràu]
アイBラウ

名 眉(毛)
- L *supercilium*

☐ 010 ★ eyelid
[áilid]
アイリD

名 眼瞼、まぶた
- L *palpebra* ▶ 形 palpebral (眼瞼の) ▶ 例 palpebral edema (眼瞼浮腫)

☐ 011 ★ cilium ❶発音注意
[síliəm]
シリアM

名 睫毛、まつ毛
- ＝eyelash
- 複 cilia ＊p. 46「複数形の語尾変化」を参照

☐ 012 ★ oculus ❶発音注意
[ákjuləs]
アキュラS

名 眼、目
- ＝eye
- 複 oculi ＊p. 46「複数形の語尾変化」を参照

☐ 013 ★ pupil
[pjú.pil]
ピューピL

名 瞳孔、ひとみ
- 形 pupillary (瞳孔の) ▶ 例 pupillary dilatation (瞳孔散大)

☐ 014 ★ dimple
[dímpl]
ディMPL

名 えくぼ
- 例 dimple sign (えくぼ徴候)
- ⊕ dimpling (えくぼ形成、陥没形成)

☐ 015 ★ bucca
[bákə]
バカ

名 頬
- ＝cheek
- 複 buccae
- 形 buccal (頬の) ▶ 例 buccal fat-pad (頬脂肪体)

☐ 016 ★ lentigo ❶発音注意
[lentáigou]
レンタイゴウ

名 黒子、ほくろ
- ≒nevus、mole (母斑)
- 複 lentigines [lentídʒəni:z]

Chapter 1
Chapter 2
Chapter 3
Chapter 4

Unit 1

☐ Day 2

Listen)) CD-03

☐ 017 ★
ear
[íər]
イアー

名 耳
- L auris
- ⊕ auri-(「耳」を意味する連結形)▸例 auricula (耳介)

☐ 018 ★
nose
[nóuz]
ノウZ

名 鼻
- 形 nasal (鼻の)
- ⊕ rhin-(「鼻」を意味する連結形)▸例 rhinitis (鼻炎)

☐ 019
dorsum of nose
[dɔ́ːrsəm əv nóuz]
ドーサM / アV / ノウZ

名 鼻背
- L dorsum nasi
- ⊕ 名 dorsum (背部、背中)

☐ 020 ❶発音注意
ala of nose
[éilə əv nóuz]
エイラ / アV / ノウZ

名 鼻翼
- L ala nasi
- ⊕ 名 ala (翼)▸複 alae *p. 46「複数形の語尾変化」を参照。

☐ 021
nostril
[nástrəl]
ナSTラL

名 鼻孔、外鼻孔
- 例 nostril symptom (鼻孔症状)
- L naris

☐ 022 ★
mouth
[máuθ]
マウθ

名 口
- L os ▸複 ossa ▸⊕ 形 oral (口の)▸⊕ 「骨」もラテン語で os という。

☐ 023 ★ ❶発音注意
gingiva
[dʒindʒáivə]
ジンジャイヴァ

名 歯肉
- 形 gingival (歯肉の)▸例 gingival bleeding (歯肉出血)
- L gum

☐ 024 ★
lip
[líp]
リP

名 口唇、唇
- L labium oris
- ⊕ 口裂の境界組織。

Listen)) CD-04

□ 025 ★
jaw
[dʒɔ́ː]
ジョー

名 顎(あご)
- 例 jaw dislocation (顎脱臼(がくだっきゅう))

□ 026 ★
beard
[bíərd]
ビアーD

名 あごひげ
- L barba

□ 027
mentum
[méntəm]
メンタM

名 オトガイ
- ＝chin
- 複 menti

□ 028 ★
throat
[θróut]
θロゥT

名 喉(のど)
- 例 throat swab (咽頭(いんとう)スワブ、咽頭(いんとう)ぬぐい液)
- ➕ throat は「頸の前部」を指す場合と、内部の「咽頭(いん)頭(とう)・喉頭(こうとう)」を指す場合がある。

□ 029 ★
neck
[nék]
ネK

名 頸(くび)、頸部(けいぶ)
- L collum、cervix ➕ 形 cervical (頸(くび)の) ▶ cervical lymph nodes (頸部(けいぶ)リンパ節)

□ 030 ★ ❶発音注意
laryngeal prominence
[ləríndʒiəl prámənəns]
ラリンジアL / Pラマナン S

名 喉頭隆起(こうとうりゅうき)
- ≒Adam's apple
- ➕ 男性に見られる甲状軟骨前部の突出のこと。

□ 031 ★ ❶発音注意
sternocleidomastoid (muscle)
[stə̀ːrnouklàidoumǽstɔid (mʌ́sl)]
Sターノウ Kライダ マ Sトイ D / (マ SL)

名 胸鎖乳突筋(きょうさにゅうとつきん)
- ➕ sterno- (胸骨) + cleido- (鎖骨) + 名 mastoid (乳突、乳様突起)

□ 032 ★ ❶発音注意
nucha
[njúːkə]
ニューカ

名 項部(こうぶ)、うなじ
- ＝nape
- 形 nuchal (項部の) ▶ 例 nuchal rigidity (項部硬直(こうぶこうちょく))

Illustrations 001-032
Head and Neck

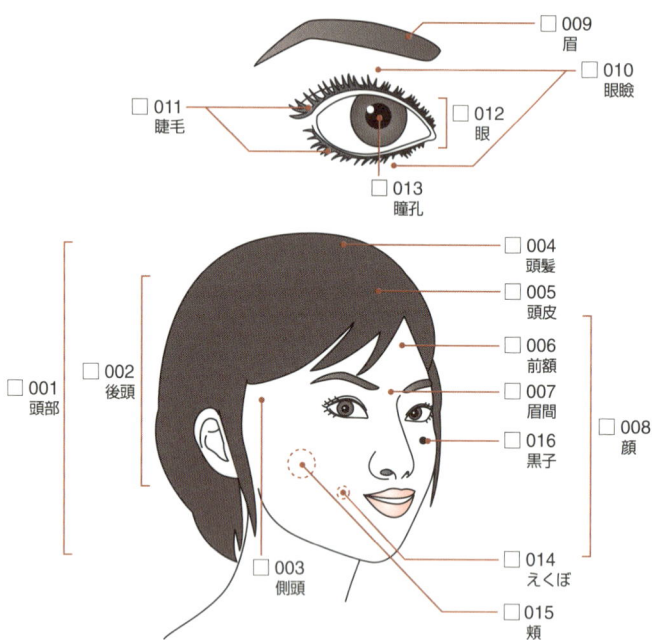

- 001 head
- 002 occiput（頭の後ろの部分）
- 003 temple（物を噛んだときに動く部分）
- 004 hair
- 005 scalp（毛髪の生えた頭の皮膚）
- 006 forehead（眉毛と前髪の生え際までの間の部分）
- 007 glabella（眉と眉の間の部分）
- 008 face
- 009 eyebrow（目の上に横に連なって生えた毛）
- 010 eyelid（眼球を覆う皮膚）
- 011 cilium（眼瞼に生えている毛）
- 012 oculus
- 013 pupil（眼球中央の濃い色の部分）
- 014 dimple（笑ったときに頬にできる小さなくぼみ）
- 015 bucca（顔の両側の目の下の部分）
- 016 lentigo（皮膚の表面にある濃褐色の色素斑）
- 017 ear
- 018 nose

まずは頭頸部のパーツの名前を覚えよう。医学用語と一般用語で違うものも結構あるぞ。

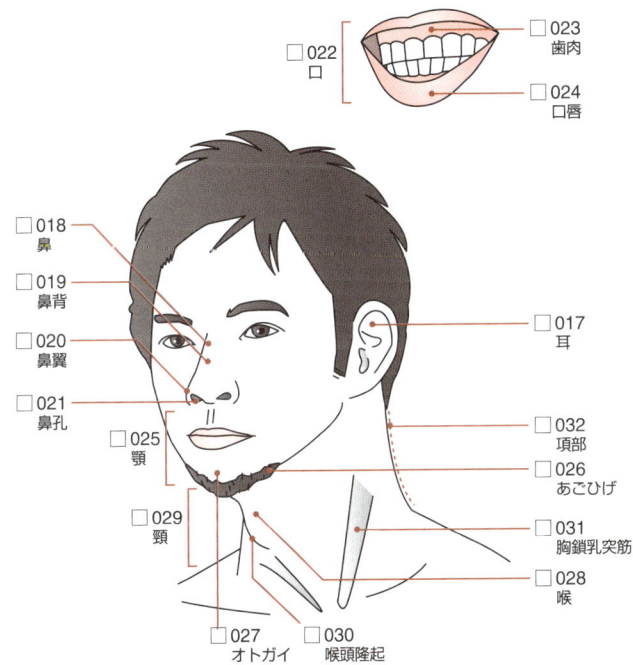

- 017 耳
- 018 鼻
- 019 鼻背
- 020 鼻翼
- 021 鼻孔
- 022 口
- 023 歯肉
- 024 口唇
- 025 顎
- 026 あごひげ
- 027 オトガイ
- 028 喉
- 029 頸
- 030 喉頭隆起
- 031 胸鎖乳突筋
- 032 項部

ブラック・ジャック（B・J）手塚治虫の漫画「ブラック・ジャック」の主人公。天才的な外科手術の腕を持つ無免許医師。©手塚プロダクション

- 019 **dorsum of nose**（眉間から鼻の頭までの線）
- 020 **ala of nose**（いわゆる「小鼻」）
- 021 **nostril**（鼻の穴）
- 022 **mouth**
- 023 **gingiva**（歯茎）
- 024 **lip**
- 025 **jaw**（上顎または下顎）
- 026 **beard**
- 027 **mentum**（あごの先端部）
- 028 **throat**
- 029 **neck**（頭部と体幹をつなぐ部分）
- 030 **laryngeal prominence**（いわゆる「喉仏」）
- 031 **sternocleidomastoid (muscle)**（頸の外側、前半分にある筋）
- 032 **nucha**（いわゆる「首筋」）

Unit 2 体幹 / Trunk

□ Day 3

Listen))) CD-05

033 ★ trunk
[tráŋk]
トランGK

名 体幹
- **L** truncus ▶ **複** trunci *p. 46「複数形の語尾変化」を参照

034 ★ shoulder
[ʃóuldər]
ショウLダー

名 肩
- **例** shoulder joint (肩関節)

035 acromion
[əkróumiən]
アKロウミアン

名 肩峰(けんぽう)
- **複** acromia *p. 46「複数形の語尾変化」を参照
- **形** acromial (肩峰の) ▶ **例** acromial end of clavicle (鎖骨の肩峰端)

036 ★ axilla ❶発音注意
[æksílə]
アKシラ

名 腋窩(えきか)
- = armpit
- **形** axillar、axillary (腋窩の) ▶ **例** axillary temperature (腋窩温)

037 ★ chest
[tʃést]
チェST

名 胸部
- ≒ thorax (胸郭)
- ❶ 「胸郭」には胸部と背部が含まれる。

038 ★ breast
[brést]
BレST

名 乳房(にゅうぼう)
- **例** breast cancer (乳癌)
- **L** mamma
- ❶ 一般英語では「胸」の意味。

039 ★ nipple
[nípl]
ニPL

名 乳頭(にゅうとう)、乳首(ちくび)
- **例** accessory nipple (副乳)

040 areola ❶発音注意
[ərí:ələ]
アリーアラ

名 乳輪
- **複** areolae *p. 46「複数形の語尾変化」を参照
- **形** areolar (乳輪の) ▶ **例** areolar glands (乳輪腺)

□ Day 3

Listen)) CD-06

□ 041 ❶発音注意
jugular notch
[dʒʌ́gjulər nátʃ]
ジャギュラー / ナチ

名 頸切痕
- 形 jugular (頸の、頸静脈の)
- 名 notch (切痕) ▶ L incisura

□ 042 ★
supraclavicular fossa
[suːprəkləvíkjulər fásə]
スープラKラヴィキュラー / ファサ

名 鎖骨上窩
- 形 supraclavicular (鎖骨上の) ▶ supra- (上の) + 形 clavicular (鎖骨の)
- 名 fossa (窩) ▶ 複 fossae

□ 043 ★
midclavicular line [MCL]
[midkləvíkjulər láin]
ミDKラヴィキュラー / ラィン

名 鎖骨中線
- 形 midclavicular (鎖骨中央の) ▶ mid- (中央の) + 形 clavicular (鎖骨の)

□ 044 ★ ❶発音注意
xiphoid process
[zífɔid práses]
ジフォィD / Pラセ S

名 剣状突起
- 形 xiphoid (剣状の) ▶ L ensiform
- 名 process (突起)

□ 045
infrasternal angle
[ìnfrəstə́ːrnl ǽŋgl]
インFラStーNL / アンGL

名 胸骨下角
- 形 infrasternal (胸骨下の) ▶ infra- (下の) + 形 sternal (胸骨の)
- 名 angle (角)

□ 046 ★
costal arch
[kástl áːrtʃ]
カSTL / アーチ

名 肋骨弓
- = costal margin L arcus costalis
- 形 costal (肋骨の) ▶ 名 costa (肋骨)
- 名 arch (弓)

□ 047 ★
epigastric fossa
[èpəgǽstrik fásə]
エパギャStリK / ファサ

名 心窩部
- 形 epigastric (心窩の、上腹部の) ▶ 名 epigastrium (心窩部、上腹部)
- 名 fossa (窩) ▶ 複 fossae

□ 048 ★
hypochondriac region
[hàipoukándriæk ríːdʒən]
ハイポウカンDリアK / リージャン

名 季肋部、下肋部
- 形 hypochondriac (季肋の) ▶ 名 hypochondrium
- hypo- (下方の)

Chapter 1

Chapter 2

Chapter 3

Chapter 4

Unit 2

☐ Day 4

Listen 》CD-07

☐ 049 ★ flank
[flǽŋk]
フランGK

名 側腹部、脇腹
例 flank position（側腹位）

☐ 050 ★ abdomen
❶発音注意
[ǽbdəmən]
アBダマン

名 腹部
形 abdominal（腹の）▶ 例 abdominal aorta（腹部大動脈）

☐ 051 anterior superior iliac spine
[æntíəriər səpíəriər íliæk spáin]
アンティアリアー / サピアリアー / イリアK / Sパイン

名 上前腸骨棘
❶ 形 anterior（前の）
❶ 形 superior（上の）
❶ 形 iliac（腸骨の） ❶ 名 spine（棘、とげ）

☐ 052 ★ loin
[lɔ́in]
ロイン

名 腰
L lumbus
❶ ちなみに sirloin（サーロイン）は牛の腰上部の肉のこと。

☐ 053 ★ waist
[wéist]
ウェイST

名 ウエスト

☐ 054 ★ umbilicus
❶発音注意
[ʌmbílikəs]
アMビリカS

名 臍
= navel
複 umbilici ＊p. 46「複数形の語尾変化」を参照
形 umbilical（臍の）▶ 例 umbilical cord（臍帯）

☐ 055 ★ groin
[grɔ́in]
Gロイン

名 鼠径部
L inguen ▶ 形 inguinal（鼠径<部>の）▶ 例 inguinal hernia（鼠径ヘルニア）

☐ 056 iliac crest
[íliæk kŕest]
イリアK / KレST

名 腸骨稜
❶ 形 iliac（腸骨の）
❶ 名 crest（稜）▶ L crista

□ Day 4

Listen 》CD-08

□ 057 ★
back

[bǽk]
バK

名 背部
- 例 back pain（背部痛）
- L *dorsum* ▶ 複 *dorsa* ＊p. 46「複数形の語尾変化」を参照

□ 058
infrascapular region

[ìnfrəskǽpjulər ríːdʒən]
インFラSキャピュラー / リージャン

名 肩甲下部
- ⊕ 形 infrascapular（肩甲骨下の）▶ infra-（下の）＋ 形 scapular（肩甲骨の）

□ 059　❶発音注意
lumbar triangle

[lʌ́mbər tráiæŋgl]
ラMバー / Tライアン GL

名 腰三角
- ＝ inferior lumbar triangle（下腰三角）、Petit triangle（プチ三角）
- ⊕ 腰ヘルニアの脱出部位として知られる。

□ 060
auscultatory triangle

[ɔːskʌ́ltətɔ̀ːri tráiæŋgl]
オーSカLタトーリ / Tライアン GL

名 聴診三角
- L *trigonum auscultationis*
- ⊕ 筋肉がないので呼吸音が明確に聴診しやすい部位。

□ 061 ★　❶発音注意
sacral region

[séikrəl ríːdʒən]
セイクラL / リージャン

名 仙骨部
- L *regio sacralis*
- ⊕ 形 sacral（仙骨の）▶ 名 sacrum（仙骨）
- ⊕ 仙骨は5個の仙椎が癒合した三角形の骨。

□ 062 ★
buttocks

[bʌ́təks]
バタKS

名 臀部、尻
- L *nates*

□ 063
intergluteal cleft

[ìntərglúːtiəl kléft]
インター Gルーティア L / KレFT

名 臀裂
- ⊕ 形 intergluteal（臀間の）▶ inter-（〜の間の）＋ 形 gluteal（臀＜筋＞の）
- ⊕ 名 cleft（裂、披裂）

□ 064
gluteal fold

[glúːtiəl fóuld]
Gルーティア L / フォウ LD

名 臀溝
- L *sulcus glutealis*

Illustrations 033-064
Trunk

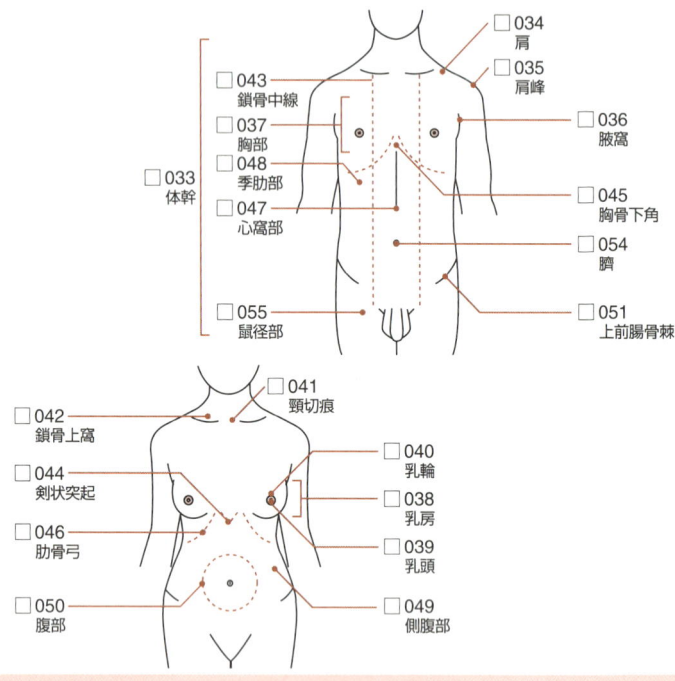

- ☐ 033 trunk（頭部・四肢以外の体の部分）
- ☐ 034 shoulder
- ☐ 035 acromion（肩甲骨外側端の突出した部分）
- ☐ 036 axilla（脇の下のくぼみ）
- ☐ 037 chest
- ☐ 038 breast
- ☐ 039 nipple（乳房の先端の突起）
- ☐ 040 areola（乳頭周囲の色素沈着した部分）
- ☐ 041 jugular notch（左右の鎖骨の中間にある深いくぼみ）
- ☐ 042 supraclavicular fossa（鎖骨の上のくぼみ）
- ☐ 043 midclavicular line [MCL]（鎖骨の中央を通る垂直線）
- ☐ 044 xiphoid process（胸骨下端が腹部に突出した所）
- ☐ 045 infrasternal angle（肋骨弓が剣状突起を挟む約70°の角度の部分）
- ☐ 046 costal arch（肋骨の連結によってできる胸郭の下縁）
- ☐ 047 epigastric fossa（いわゆる「みぞおち」）

頭部・四肢を除く肩から腰まれを「体幹」と呼ぶのよ。腹側と背側に分けて見ていくのよさ。

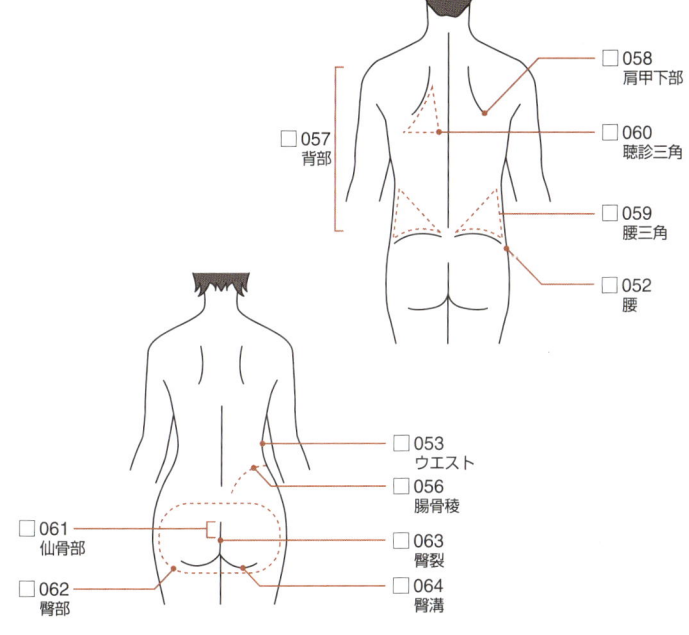

ピノコ 畸形嚢腫だったがB・Jに摘出され人工の身体を得る。B・Jの助手で、自称「おくたん（奥さん）」。©手塚プロダクション

- 048 **hypochondriac region**（左右の肋骨弓中央直下あたりの腹部領域）
- 049 **flank**（腹部の両側面）
- 050 **abdomen**（横隔膜と骨盤の間）
- 051 **anterior superior iliac spine**（腰の腹側にある辺りのわずかな出っ張り）
- 052 **loin**
- 053 **waist**（肋骨下縁と骨盤との中間にある、腰のくびれの部分）
- 054 **umbilicus**
- 055 **groin**（下腹部と大腿の付け根）
- 056 **iliac crest**（腰の背側にあるわずかな出っ張り）
- 057 **back**
- 058 **infrascapular region**（肩甲骨の下の部分）
- 059 **lumbar triangle**（広背筋、外腹斜筋、腸骨稜に囲まれた部分）
- 060 **auscultatory triangle**（聴診に適している領域）
- 061 **sacral region**（臀裂[063]の上のわずかなくぼみ）
- 062 **buttocks**（体幹の後面で下端を構成している部分）
- 063 **intergluteal cleft**（尻の間の溝）
- 064 **gluteal fold**（臀部と大腿との間の溝）

Unit 3　上肢（じょうし）・下肢（かし）
Extremities　　　　　　　　　　□Day 5

Listen))) CD-09

□ 065 ★
upper extremity
[ʌ́pər ikstréməti]
アパー / イKSTレマティ

► 名 上肢（じょうし）
= upper limb、superior limb
➕ 上肢は上肢帯、上腕、前腕、手から構成される。

□ 066 ★
arm
[ɑ́ːrm]
アーM

► 名 上腕、二の腕
例 arm to tongue time（腕舌時間［循環時間］）
L *brachium*

□ 067 ★　　❶発音注意
forearm
[fɔ́ːrɑ̀ːrm]
フォーアーM

► 名 前腕
例 forearm wrist reflex（前腕反射）
L *antebrachium*

□ 068 ★
elbow
[élbou]
エLボウ

► 名 肘（ひじ）
例 dislocation of elbow（肘関節脱臼）
L *cubitus*

□ 069 ★　　❶発音注意
olecranon
[oulékrənɑn]
オウレKラナン

► 名 肘頭（ちゅうとう）
例 olecranon fracture（肘頭骨折）
複 olecrana　＊p. 46「複数形の語尾変化」を参照

□ 070 ★
cubital fossa
[kjúːbitl fɑ́sə]
キュービTL / ファサ

► 名 肘窩（ちゅうか）
➕ 形 cubital（肘の）
➕ 名 fossa（窩）▶ 複 fossae　＊p. 46「複数形の語尾変化」を参照

□ 071 ★
hand
[hǽnd]
ハンD

► 名 手
L *manus*
例 hand-foot-and-mouth disease（手足口病）

□ 072 ★
carpus
[kɑ́ːrpəs]
カーパS

► 名 手根、手根骨
= wrist
複 carpi　＊p. 46「複数形の語尾変化」を参照
形 carpal ▶ 例 carpal tunnel（手根管）

☐ Day 5

Listen 》CD-10

☐ 073 ★ dorsum of hand
[dɔ́ːrsəm əv hǽnd]
ドーサM / アV / ハンD

名 手背
L *dorsum manus*
➕ 名 dorsum (背部、背中) ▶ 複 dorsa

☐ 074 ★ palm
[páːm]
パーM

名 手掌、手のひら
形 palmar (手掌の) ▶ 例 palmar grasp reflex (手掌把握反射)
L *palma*

☐ 075 ★ digit
[dídʒit]
ディジT

名 指
形 digital (指の) ▶ 例 digital impression (指圧痕)
L *digitus*

☐ 076 ★ thumb
[θʌ́m]
θアM

名 母指、第1指、親指
= first finger
L *digitus primus*, *pollex*

☐ 077 ★ index finger
[índeks fíŋɡər]
インデKS / フィンGガー

名 示指、第2指、人差し指
= forefinger、second finger
➕ 一般用語では示指は first finger だが、医学では手指は母指から第1〜5指と数えるので示指は第2指となる。

☐ 078 ★ middle finger
[mídl fíŋɡər]
ミDL / フィンGガー

名 中指、第3指
= third finger

☐ 079 ★ ring finger
[ríŋ fíŋɡər]
リンG / フィンGガー

名 環指、第4指、薬指
= fourth finger

☐ 080 ★ little finger
[lítl fíŋɡər]
リTL / フィンGガー

名 小指、第5指
= fifth finger

Illustrations 065-080
Extremities

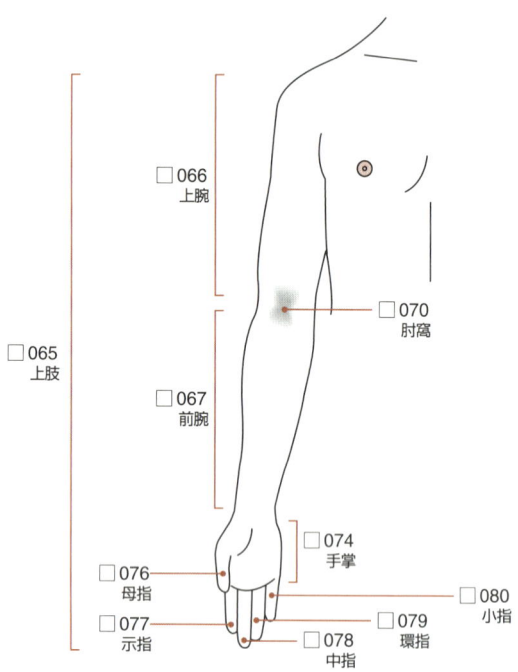

- ☐ 065 **upper extremity** （肩から指先までの部分）
- ☐ 066 **arm** （肩と肘の間の部分）
- ☐ 067 **forearm** （肘と手首の間の部分）
- ☐ 068 **elbow** （上腕と前腕の間の関節）
- ☐ 069 **olecranon** （肘の後面の隆起）
- ☐ 070 **cubital fossa** （肘の前面のくぼみ）
- ☐ 071 **hand** （手首から指先までの部分）
- ☐ 072 **carpus** （手首）
- ☐ 073 **dorsum of hand** （手の甲）

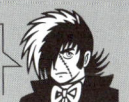
CDは聞いているかな？ 耳と口を使って繰り返し覚えると効果的に学習を進められるぞ。

Chapter 1
Chapter 2
Chapter 3
Chapter 4

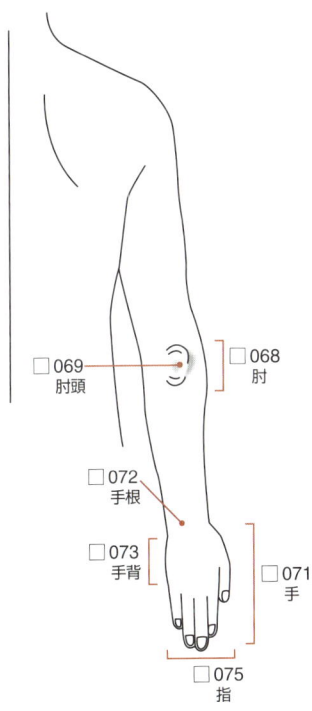

- 068 肘
- 069 肘頭
- 071 手
- 072 手根
- 073 手背
- 075 指

□ 074 **palm**（手のひら）
□ 075 **digit**
□ 076 **thumb**
□ 077 **index finger**
□ 078 **middle finger**
□ 079 **ring finger**
□ 080 **little finger**

Unit 3

☐ Day 6

Listen 》CD-11

☐ 081 ★
lower extremity
[lóuər ikstréməti]
ロウアー / イKSTレマティ

名 下肢
= lower limb、inferior limb

☐ 082 ★
foot
[fút]
フT

名 足
L pes ▸ **形** pedal (足の)

☐ 083 ★
thigh
[θái]
θアイ

名 大腿
L femur (大腿、大腿骨) ▸ **例** femur head (大腿骨頭)

☐ 084 ★　❶発音注意
knee
[níː]
ニー

名 膝
例 knee jerk (膝蓋腱反射)
L genu ▸ **複** genua

☐ 085　❶発音注意
popliteal fossa
[pɑplítiəl fɑ́sə]
パPリティアL / ファサ

名 膝窩
➕ **形** popliteal (膝の)
➕ **名** fossa (窩) ▸ **複** fossae ＊ p. 46「複数形の語尾変化」を参照。

☐ 086　❶発音注意
patellar ligament
[pətélər lígəmənt]
パテラー / リガマンT

名 膝蓋靭帯
➕ **形** patellar (膝蓋の) ▸ **名** patella (膝蓋骨)
➕ **名** ligament (靭帯) ▸ **L** ligamentum

☐ 087
tibial tuberosity
[tíbiəl tjuːbərɑ́səti]
ティビアL / テューバラサティ

名 脛骨粗面
➕ **形** tibial (脛骨の)
➕ **名** tuberosity (粗面<特に骨面の結節あるいは隆起>)

☐ 088　❶発音注意
crus
[krʌ́s]
Kラs

名 下腿
= leg
例 cerebral crus (大脳脚)
複 crura

□ Day 6

Chapter 1

Listen 》CD-12

□ 089 ★

shin

[ʃín]
シン

▶ 名 脛、脛骨
= shin bone ≒ L *tibia*（脛骨）
⊕ tibia は「脛骨」、shin には「脛、脛骨」両方の意味がある。

□ 090 ★　　　　　❶発音注意

calf

[kǽf]
キャF

▶ 名 腓腹、ふくらはぎ
複 calves
L *sura*
⊕ 下腿三頭筋（下腿後面）の膨らんだ部分。

□ 091 ★

ankle

[ǽŋkl]
アンGKL

▶ 名 足根、足首
例 ankle bone（距骨）
L *tarsus*
⊕ 足根とは下腿と足の間の部分のこと。

□ 092

dorsum of foot

[dɔ́ːrsəm əv fút]
ドーサM / アV / フT

▶ 名 足背、足の甲
L *dorsum pedis*
⊕ 名 dorsum（背部、背中）▶ 複 *dorsa*

□ 093 ★

toe

[tóu]
トウ

▶ 名 足指、足趾
例 toe gait（爪先歩行）
L *digitus pedis*

□ 094 ★　　　　　❶発音注意

malleolus

[məlíːələs]
マリーアラS

▶ 名 踝
例 lateral and medial malleoli（外果と内果）
複 malleoli　＊p. 46「複数形の語尾変化」を参照

□ 095 ★

heel

[híːl]
ヒーL

▶ 名 踵
例 heel tendon（踵骨腱［アキレス腱］）
L *calx*（踵）

□ 096 ★

sole

[sóul]
ソウL

▶ 名 足底
例 sole reflex（足底反射）
L *planta* ▶ 複 *plantae*
⊕ soleus（ヒラメ筋）は下腿後面にある筋肉。

Extremities

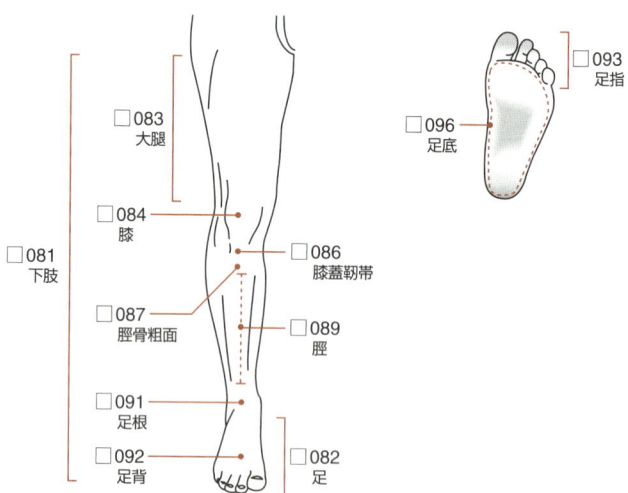

- □ 081 **lower extremity** (大腿から足底までの部分)
- □ 082 **foot** (足根から先の部分)
- □ 083 **thigh** (股関節と膝関節の間の部分)
- □ 084 **knee** (大腿と下腿の間の関節)
- □ 085 **popliteal fossa** (膝関節後側のくぼみ)
- □ 086 **patellar ligament** (膝蓋骨と脛骨粗面をつなぐ腱)
- □ 087 **tibial tuberosity** (膝関節直下にある隆起)

どの語がどの部位を表すのか、自分の身体を使って復習しておこう。

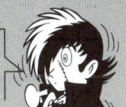

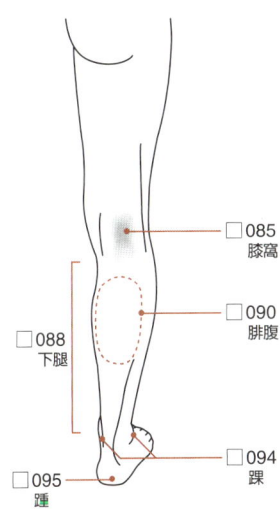

- 085 膝窩
- 090 腓腹
- 088 下腿
- 094 踝
- 095 踵

- □ 088 crus（膝と踵の間の部分）
- □ 089 shin（下腿の前面）
- □ 090 calf（下腿の後面の膨らみ）
- □ 091 ankle
- □ 092 dorsum of foot
- □ 093 toe
- □ 094 malleolus（足首の両側の骨の突起）
- □ 095 heel
- □ 096 sole（足の裏）

Unit 4　体腔・膜・関節・運動を表す語
Body Cavity, Membrane, Joint & Motion

□ Day 7

Listen 》CD-13

□ 097 ★
body cavity
[bádi kǽvəti]
バディ / キャヴァティ

名 体腔
= coelom ▶ 形 coelomic (体腔の) ▶ 例 coelomic epithelium (体腔上皮)
● cavity (腔) は 名 cave (洞) に関連した語。

□ 098 ★　　❶発音注意
cranial cavity
[kréiniəl kǽvəti]
KレィニアL / キャヴァティ

名 頭蓋腔
= intracranial cavity
● 形 cranial (頭蓋の) ▶ 名 cranium (頭蓋)
●「頭蓋」は「とうがい」または「ずがい」と読む。

□ 099
orbital cavity
[ɔ́ːrbitl kǽvəti]
オービTL / キャヴァティ

名 眼窩腔
● 形 orbital (眼窩の) ▶ 名 orbita (眼窩)

□ 100 ★
oral cavity
[ɔ́ːrəl kǽvəti]
オーラL / キャヴァティ

名 口腔
● 形 oral (口の) ▶ L os (口)

□ 101 ★　　❶発音注意
thoracic cavity
[θɔːrǽsik kǽvəti]
θォーラシK / キャヴァティ

名 胸腔
● 形 thoracic (胸郭の) ▶ 名 thorax (胸郭)

□ 102 ★
pericardial cavity
[perəkɑ́ːrdiəl kǽvəti]
ペラカーディアL / キャヴァティ

名 心膜腔
● 形 pericardial (心膜の) ▶ 名 pericardium (心膜)

□ 103 ★
abdominal cavity
[æbdɑ́mənl kǽvəti]
アBダマNL / キャヴァティ

名 腹腔
● 形 abdominal (腹の) ▶ 名 abdomen (腹)

□ 104 ★
pelvic cavity
[pélvik kǽvəti]
ペLヴィK / キャヴァティ

名 骨盤腔
● 形 pelvic (骨盤の) ▶ 名 pelvis (骨盤)

Illustrations 097-104
Body Cavity, Membrane, Joint & Motion

体内には「体腔」というたくさんの洞穴がある。ここでは代表的なものを覚えるのじゃ。

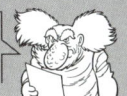

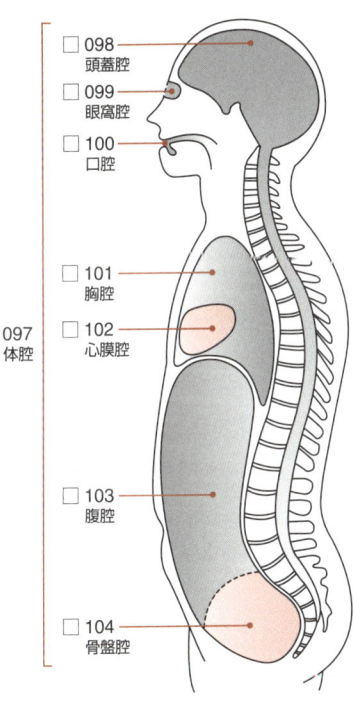

- ☐ 097 体腔
- ☐ 098 頭蓋腔
- ☐ 099 眼窩腔
- ☐ 100 口腔
- ☐ 101 胸腔
- ☐ 102 心膜腔
- ☐ 103 腹腔
- ☐ 104 骨盤腔

- ☐ 097 **body cavity**（身体の内臓などを収めるための空洞）
- ☐ 098 **cranial cavity**（脳を収容する空洞）
- ☐ 099 **orbital cavity**（眼球が入る空洞）
- ☐ 100 **oral cavity**（口を構成する空洞。消化管の入り口）
- ☐ 101 **thoracic cavity**（胸壁内部の、肺を収容する空洞）
- ☐ 102 **pericardial cavity**（心臓が入る空洞）
- ☐ 103 **abdominal cavity**（腹壁、横隔膜、骨盤に囲まれた、消化器の大部分を収容する空洞）
- ☐ 104 **pelvic cavity**（直腸や膀胱、および子宮、卵巣、前立腺などの生殖器が入る空洞）

本間丈太郎　かつて重傷を負ったB・Jを奇跡的に救った医師。B・Jがこの世で唯一尊敬する人物。©手塚プロダクション

Unit 4

Listen)) CD-14

□ 105 ★
pericardium

[pèriká:rdiəm]
ペリ**カー**ディアM

名 心膜
= heart sac
⊕ 心膜腔は、心臓表面を覆う臓側板(epicardium。「心外膜」ともいう)とそれに面する壁側板から成る。

□ 106 ★
mediastinum

[mì:diæstáinəm]
ミーディアS**タ**イナM

名 縦隔
形 mediastinal (縦隔の) ▸ 例 mediastinal tumor (縦隔腫瘍)

□ 107 ★　　❶発音注意
diaphragm

[dáiəfræm]
ダイアフラM

名 横隔膜
L *diaphragma* ▸ 形 diaphragmatic (横隔膜の) ▸ 例 diaphragmatic hernia (横隔膜ヘルニア)
⊕ 呼吸をするための骨格筋で構成されている。

□ 108 ★
pleura

[plú:rə]
P**ルー**ラ

名 胸膜
複 pleurae　＊p. 46「複数形の語尾変化」を参照
形 pleural (胸膜の)　⊕ 胸膜には肺表面を覆う臓側胸膜と胸壁の内面を覆う壁側胸膜がある。

□ 109 ★　　❶発音注意
peritoneum

[pèrətouní:əm]
ペラトウ**ニー**アM

名 腹膜
複 peritonea　＊p. 46「複数形の語尾変化」を参照
形 peritoneal (腹膜の) ▸ 例 peritoneal dialysis (腹膜透析)

□ 110 ★
greater omentum

[gréitər ouméntəm]
G**レ**イター / オウ**メ**ンタM

名 大網
⊕ 名 omentum (網) ▸ 複 omenta　＊p. 46「複数形の語尾変化」を参照。

□ 111 ★　　❶発音注意
mesentery

[mésəntèri]
メサンテリ

名 腸間膜
L *mesenterium*
形 mesenteric (腸間膜の) ▸ 例 mesenteric artery (腸間膜動脈)

□ 112 ★
pelvic diaphragm

[pélvik dáiəfræm]
ペL**ヴィ**K / **ダ**イアフラM

名 骨盤隔膜
L *diaphragma pelvis*
⊕ 骨盤底を支えている、筋肉と筋膜から成る隔膜。

Illustrations 105-112
Body Cavity, Membrane, Joint & Motion

各臓器は膜に覆われて体腔に収まっている。膜によって保護され、位置を保っているんだ。

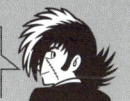

- 105 心膜
- 106 縦隔
- 107 横隔膜
- 108 胸膜
- 109 腹膜
- 110 大網
- 111 腸間膜
- 112 骨盤隔膜

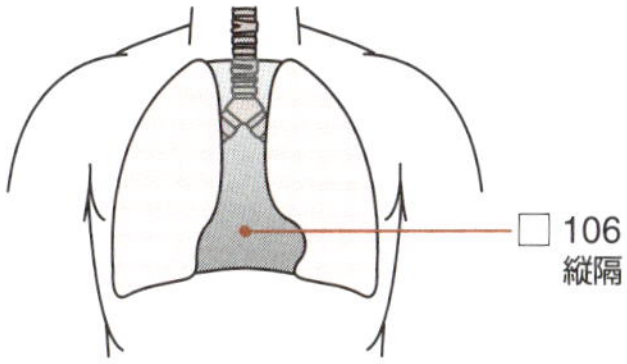

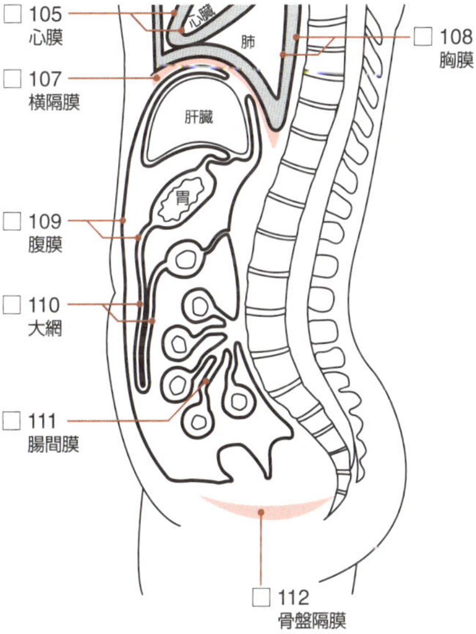

- ☐ 105 **pericardium**（心膜腔を包む膜）
- ☐ 106 **mediastinum**（左右の胸膜腔に挟まれた胸腔の中央部）
- ☐ 107 **diaphragm**（胸腔と腹腔の間にあるドーム状の骨格筋組織）
- ☐ 108 **pleura**（胸腔を覆う膜）
- ☐ 109 **peritoneum**（腹腔、骨盤腔およびその中に含まれる内臓を覆う膜）
- ☐ 110 **greater omentum**（胃から出て腹部の臓器を覆う腹膜のヒダ）
- ☐ 111 **mesentery**（腹部内臓と腹壁との間の膜）
- ☐ 112 **pelvic diaphragm**（骨盤腔の底部を構成する隔膜）

Unit 4

☐ Day 8

Listen)) CD-15

☐ 113
temporomandibular joint
[tèmpəroumændíbjulər dʒɔ́int]
テM パロウマン**ディ**ビュラー / **ジョ**ィン T

名 顎関節
L articulatio temporomandibularis
➕ **形** temporomandibular (顎関節の) ▸ temporo-(側頭) + **形** mandibular (下顎の)

☐ 114 ★
sternoclavicular joint
[stə̀ːrnouklavíkjulər dʒɔ́int]
S ターノウ K ラ**ヴィ**キュラー / **ジョ**ィン T

名 胸鎖関節
L articulatio sternoclavicularis
➕ **形** sternoclavicular (胸骨と鎖骨の) ▸ sterno-(胸骨) + **形** clavicular (鎖骨の)

☐ 115
glenohumeral joint
[glìːnouhjúːmərəl dʒɔ́int]
G リーノウ**ヒュー**マラ L / **ジョ**ィン T

名 肩関節
= humeral articulation
➕ 肩甲骨の glenoid (関節窩) と humerus (上腕骨) の骨頭との間の関節。

☐ 116 ❶発音注意
humeroulnar joint
[hjùːmərouʌ́lnər dʒɔ́int]
ヒューマロウ**ア**L ナー / **ジョ**ィン T

名 腕尺関節
L articulatio humeroulnaris
➕ 上腕骨滑車と尺骨滑車切痕との間の関節。

☐ 117 ★
wrist joint
[ríst dʒɔ́int]
リST / **ジョ**ィン T

名 手関節
≒ radiocarpal joint (橈骨手根関節) ▸ ➕ **形** radiocarpal (橈骨手関節の)

☐ 118 ★
hip joint
[híp dʒɔ́int]
ヒ P / **ジョ**ィン T

名 股関節
L articulatio coxae
➕ hip, coxa は「股関節部」あるいは「寛骨部」を指す語。

☐ 119 ★
knee joint
[níː dʒɔ́int]
ニー / **ジョ**ィン T

名 膝関節
L articulatio genus ▸ ➕ **L** genu (膝)

☐ 120 ★
ankle joint
[ǽŋkl dʒɔ́int]
アン GKL / **ジョ**ィン T

名 足関節、距腿関節
L articulatio talocruralis

Illustrations 113-120
Body Cavity, Membrane, Joint & Motion

ヒトの骨格は、たくちゃんの骨が関節でつながっているかや、いろんな動きがれきのよさ。

- 113 顎関節
- 114 胸鎖関節
- 115 肩関節
- 116 腕尺関節
- 117 手関節
- 118 股関節
- 119 膝関節
- 120 足関節

- ☐ 113 **temporomandibular joint**
- ☐ 114 **sternoclavicular joint**（胸骨柄[194]と鎖骨[193]の間の関節）
- ☐ 115 **glenohumeral joint**
- ☐ 116 **humeroulnar joint**（肘関節の主体部分）
- ☐ 117 **wrist joint**
- ☐ 118 **hip joint**（寛骨臼[204]と大腿骨頭[290]の間の臼状関節）
- ☐ 119 **knee joint**
- ☐ 120 **ankle joint**（脛骨[294]と腓骨[293]および距骨[297]の間の関節）

Unit 4

□ Day 8

Listen))) CD-16

□ 121 ★ ❶発音注意
adduction
[ədʌ́kʃən]
アダKシャン

▶ 名 内転
- L *adductio* 動 adduct (〜を内転させる)
- ❶ 名 adductor (内転筋) ▶例 adductor pollicis (母指内転筋)

□ 122 ★ ❶発音注意
abduction
[æbdʌ́kʃən]
アBダKシャン

▶ 名 外転
- L *abductio*
- 動 abduct (〜を外転させる)
- ❶ 名 abductor (muscle) (外転筋)

□ 123 ★
pronation
[prounéiʃən]
Pロウネイシャン

▶ 名 回内
- L *pronatio* 動 pronate (〜を回内する)
- ❶ 名 pronator (回内筋) ▶例 pronator reflex (回内<筋>反射)

□ 124 ★
supination
[sùːpənéiʃən]
スーパネイシャン

▶ 名 回外
- L *supinatio* 動 supinate (〜を回外する)
- ❶ 名 spinator (回外筋)
- ❶ spination (棘のあること) と混同しないように注意。

□ 125 ★
flexion
[flékʃən]
FレKシャン

▶ 名 屈曲
- 例 flexion contracture (屈曲拘縮)
- L *flecto* 動 flex (〜を屈曲させる)
- ❶ 名 flexor (屈筋)

□ 126 ★
extension
[iksténʃən]
イKSテンシャン

▶ 名 伸展
- 例 extension bandage (牽引包帯)
- L *extensus* 形 extend (〜を伸展させる)
- ❶ 名 extensor (伸筋)

□ 127 ★
torsion
[tɔ́ːrʃən]
トーシャン

▶ 名 捻転、回転、捻じれ
- 例 torsion fracture (捻転骨折) L *torsio*
- 形 torsional (捻転の) ▶例 torsional deformity (捻転変形)

□ 128
arcuation
[àːrkjuéiʃən]
アーキュエイシャン

▶ 名 弯曲
- 形 arcuate (弓形の、弧状の)
- ❶ 名 arc (弧) に由来。

Illustrations 121-128
Body Cavity, Membrane, Joint & Motion

身体の動きを表す言葉は日本語でも意外と知らないもの。日・英セットで覚えよう。

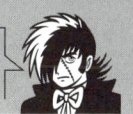

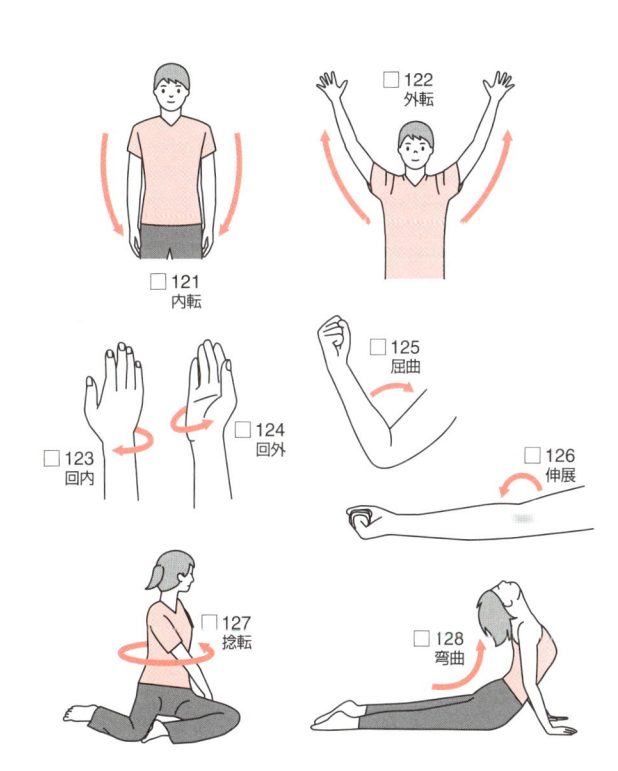

- □122 外転
- □121 内転
- □123 回内
- □124 回外
- □125 屈曲
- □126 伸展
- □127 捻転
- □128 弯曲

□ 121 **adduction**（四肢を体幹に近付ける運動）	□ 124 **supination**（手や足を外側に回す運動）	
□ 122 **abduction**（四肢を体幹から遠ざける運動）	□ 125 **flexion**（折り曲げる運動）	
□ 123 **pronation**（手や足を内側に回す運動）	□ 126 **extension**（伸ばし広げる運動）	
	□ 127 **torsion**（捻じる運動）	
	□ 120 **arcuation**（弓なりに曲げる運動）	

Unit 5 体の面・方向・位置を表す語
Body Aspect, Direction & Position

□ Day 9

Listen 》CD-17

□ 129 ★ ❶発音注意
sagittal
[sǽdʒətl]
サジャTL

形 矢状面の、矢状方向の
- 例 sagittal gyrus（矢状回）
- L *sagittalis*
- ❶ ラテン語 *sagitta*（矢）に由来。

□ 130 ★
horizontal
[hɔ̀ːrəzántl]
ホーラザンTL

形 水平の
- 例 horizontal cell of retina（網膜の水平細胞）
- L *horizontalis*
- ⇔ vertical（垂直の）

□ 131 ★ ❶発音注意
longitudinal
[làndʒitjúːdinl]
ランジテューディNL

形 縦の
- 例 longitudinal cerebral fissure（大脳縦裂）
- L *longitudinalis*

□ 132 ★
transverse
[trænsvə́ːrs]
TランSヴァーS

形 横の、横行の
- 例 transverse colon（横行結腸）
- L *transversalis*、*transversus* ▸ trans-（横切って）

□ 133 ★
frontal
[frʌ́ntl]
FランTL

形 前額面の、前頭の
- 例 frontal plane（前頭面）
- L *frontalis*

□ 134 ★ ❶発音注意
cranial
[kréiniəl]
KレィニアL

形 頭側の、頭蓋の
- ≒ cephalad（頭方向の）
- ⇔ caudal（尾側の）
- L *cranialis*

□ 135 ★
caudal
[kɔ́ːdl]
コーDL

形 尾側の
- 例 caudal anesthesia（仙骨麻酔）
- L *caudalis*
- ⇔ cranial（頭側の）

□ 136 ★
proximal
[práksəməl]
PラKサマL

形 近位の
- = nearer
- 例 proximal convoluted tubule（近位曲尿細管）
- ⇔ distal（遠位の）

☐ Day 9

Listen))) CD-18

☐ 137 ★ distal
[dístl]
ディSTL

形 遠位の
= farther
例 distal interphalangeal joint (遠位指節間関節)
⇔ proximal (近位の)

☐ 138 ★ radial ❶発音注意
[réidiəl]
レイディアL

形 橈側の
例 radial eminence of wrist (橈側手根隆起)
L radialis
➕ 名 radius (橈骨)

☐ 139 ★ ulnar ❶発音注意
[ʌ́lnər]
アLナー

形 尺側の
例 ulnar deviation (尺側偏位)
L ulnaris
➕ 名 ulna (尺骨)

☐ 140 ★ palmar
[pǽlmər]
パLマー

形 掌側の
例 palmar flexion (掌屈)
L palmaris
➕ 名 palm (手掌、手のひら)

☐ 141 ★ posterior
[pɑstíəriər]
パSティアリアー

形 後ろの
例 posterior column (<脊髄の>後柱)
≒ dosal (背側の)
⇔ anterior (前の)

☐ 142 ★ anterior
[æntíəriər]
アンティアリアー

形 前の
例 anterior cerebral artery (前大脳動脈)
≒ ventral (腹側の)
⇔ posterior (後の)

☐ 143 ★ medial
[míːdiəl]
ミーディアL

形 内側の、中央の
例 medial meniscus (内側半月)
⇔ lateral (外側の)
➕ 「より中心に近い位置」の意味。

☐ 144 ★ lateral
[lǽtərəl]
ラタラL

形 外側の、側方の
例 lateral cerebral sulcus (大脳外側溝)
⇔ medial (内側の)
➕ 「より中心から遠い位置」の意味。

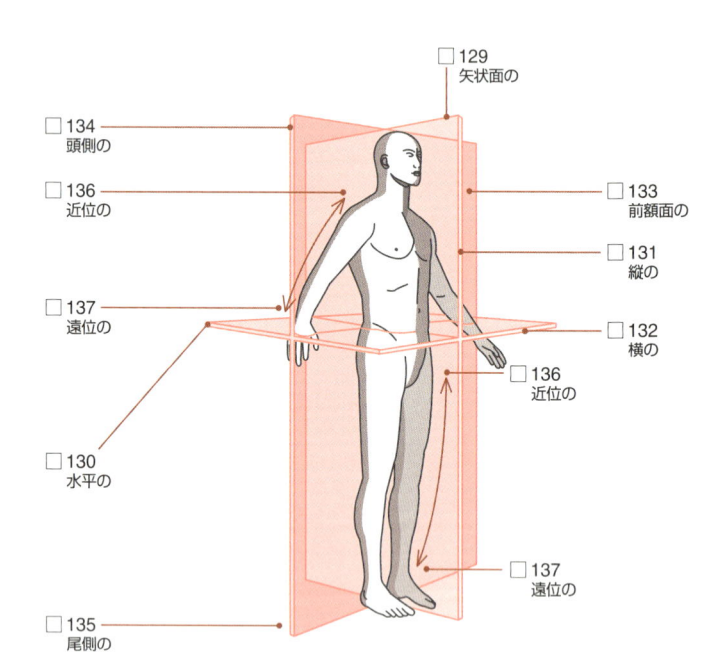

Illustrations 129-144
Body Aspect, Direction & Position

- 129 矢状面の
- 134 頭側の
- 136 近位の
- 133 前額面の
- 131 縦の
- 137 遠位の
- 132 横の
- 136 近位の
- 130 水平の
- 137 遠位の
- 135 尾側の

- ☐ 129 sagittal （身体を縦の中心線で左右に等分した面）
- ☐ 130 horizontal （身体を水平に分断した面）
- ☐ 131 longitudinal （長軸に沿った方向）
- ☐ 132 transverse （長軸に直交する方向）
- ☐ 133 frontal （身体を腹側と背側に分けた面）
- ☐ 134 cranial （頭に近い位置）
- ☐ 135 caudal （下肢に近い位置）
- ☐ 136 proximal （起始点に近い位置）
- ☐ 137 distal （起始点から遠い位置）

学習語を実際に自分の身体で確認するようにすると、文字通り体で覚えられるのじゃ。

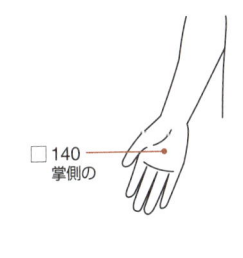

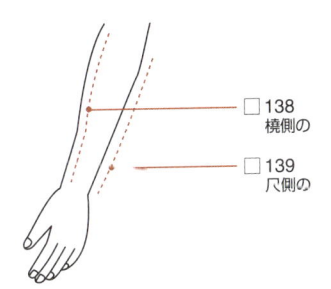

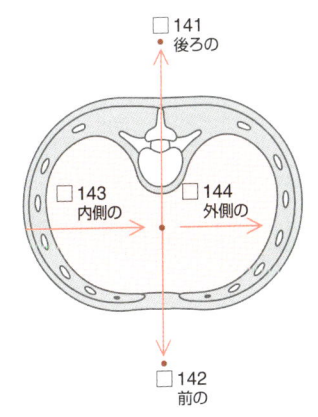

- [ ] 140 掌側の
- [ ] 138 橈側の
- [ ] 139 尺側の
- [ ] 141 後ろの
- [ ] 143 内側の
- [ ] 144 外側の
- [ ] 142 前の

- [ ] 138 **radial**（腕の親指側の位置）
- [ ] 139 **ulnar**（腕の小指側の位置）
- [ ] 140 **palmar**（手のひら側の位置）
- [ ] 141 **posterior**（後方［背側］の位置）
- [ ] 142 **anterior**（前方［腹側］の位置）
- [ ] 143 **medial**（身体の縦の中心線に近い位置）
- [ ] 144 **lateral**（身体の縦の中心線から遠い位置）

Unit 5

☐ Day 10

Listen 》CD-19

☐ 145 ★ ❶発音注意

superior

[səpíəriər]
サ**ピ**アリアー

形 上の、上方にある
▶ 例 superior vena cava（上大静脈）
⇔ inferior（下の）

☐ 146 ★ ❶発音注意

inferior

[infíəriər]
イン**フィ**アリアー

形 下の、下方にある
▶ 例 inferior lobe（＜肺の＞下葉）
⇔ superior（上の）

☐ 147 ★

vertical

[və́ːrtikəl]
ヴァーティカL

形 垂直の、頂の
▶ 例 vertical infection（垂直感染）
⇔ horizontal（水平の）
L *verticalis*

☐ 148 ★

oblique

[əblíːk]
ア**B**リーK

形 斜めの、斜位の
▶ 例 oblique projection（斜位方向撮影）
L *obliquus*
≒ slanting（傾いた、斜めの）、inclined（傾斜した）

☐ 149 ❶発音注意

radiant

[réidiənt]
レイディアンT

形 放射状の
▶ 例 radiant layer（＜海馬の＞放射線維層）
動 radiate（放射する）

☐ 150

acroteric

[ækroutérik]
ア**K**ロウ**テ**リK

形 末端の、先端の
G *akroterion*
名 acroteria（末端部）

☐ 151 ★

profunda

[prəfʌ́ndə]
P**ラ**フ**ァ**ンダ

形 深在の
▶ 例 profunda femoris vein（大腿深静脈）
≒ deep（深い、深層の）
⇔ superficial（表在の）

☐ 152 ★

superficial

[sùːpərfíʃəl]
スーパー**フィ**シャL

形 表在の
▶ 例 superficial burn（表在性熱傷）
L *superficialis*
⇔ profunda（深在の）

☐ Day 10

Listen 》CD-20

☐ 153 ★
bilateral

[bailǽtərəl]
バイラタラL

形 両側の、左右の

例 bilateral hilar lymphadenopathy（両側肺門リンパ節腫大）

☐ 154 ★
unilateral

[jùːnilǽtərəl]
ユーニラタラL

形 片側の、一側の

例 unilateral hemianopia（片半盲症）

☐ 155 ★
intermediate

[ìntərmíːdiət]
インターミーディアT

形 中間の

例 intermediate density lipoprotein [IDL]（中間比重リポ蛋白）
L *intermedius*

☐ 156 ★
central

[séntrəl]
センTラL

形 中枢の、中心の

例 central nervous system（中枢神経系）
L *centralis*

☐ 157 ★
peripheral

[pərífərəl]
パリファラL

形 末梢の

例 peripheral blood（末梢血）
L *peripheralis* ▸ 名 *periphericus*（末梢）

☐ 158 ★
epigastrium

[epəgǽstriəm]
エパギャSTリアM

名 上腹部、上胃部、心窩部

= epigastric region

☐ 159 ★ ❶発音注意
umbilical region

[ʌmbílikəl ríːdʒən]
アMビリカL / リージャン

名 臍部

L *regio umbilicalis*

☐ 160
hypogastrium

[haipougǽstriəm]
ハイポウギャSTリアM

名 下腹部

≒ pubic region（恥骨部） G *hypogastrion*
形 *hypogastric*（下腹部の）▸ 例 hypogastric pain（下腹部痛）

Illustrations 145-160

Body Aspect, Direction & Position

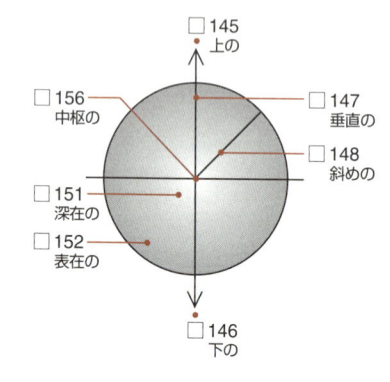

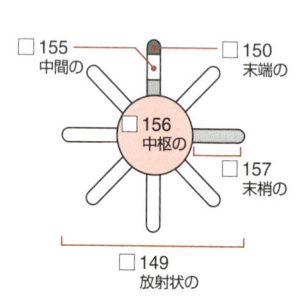

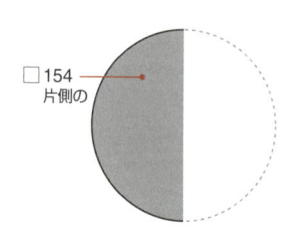

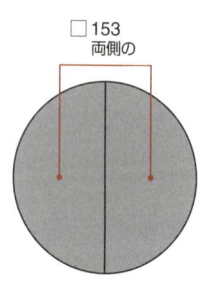

- 145 上の
- 146 下の
- 147 垂直の
- 148 斜めの
- 151 深在の
- 152 表在の
- 156 中枢の
- 155 中間の
- 150 末端の
- 157 末梢の
- 149 放射状の
- 153 両側の
- 154 片側の

- 145 superior
- 146 inferior
- 147 vertical
- 148 oblique
- 149 radiant
- 150 acroteric （中心点から最も離れた位置）
- 151 profunda （表面から遠い位置）
- 152 superficial （表面に近い位置）
- 153 bilateral
- 154 unilateral

末梢は「中枢」に対する相対的なものだ。詳しくは131ページを読んでほしい。

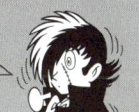

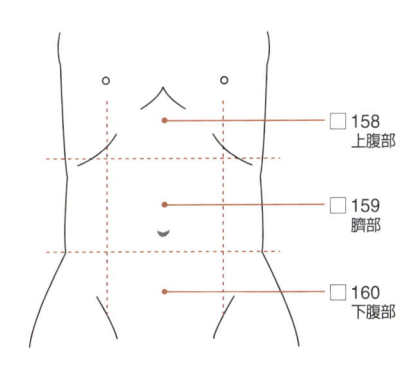

- 158 上腹部
- 159 臍部
- 160 下腹部

- [ ] 155 **intermediate**（左右、内外などの中間の位置）
- [ ] 156 **central**
- [ ] 157 **peripheral**（中心点以外の周辺の位置）
- [ ] 158 **epigastrium**（臍部の上で胸部の下の部分。いわゆる「みぞおち」）
- [ ] 159 **umbilical region**（臍の周辺部分）
- [ ] 160 **hypogastrium**（臍部の下方で恥骨丘より上の部分）

知っておきたい 医学用語トリビア❶

ここでは、Chapter 1で学習した医学用語にまつわる豆知識や知っておくためになる情報を紹介します。

quadrant(四分円)について

quadrant は「4分の1 (a quarter)」の意味のラテン語 *quadrans* に由来します。すなわち、身体の一部を円形の領域と考え、その中心を通る垂直線と水平線で4つに分けたときの4分の1ずつの部分のことを quadrant といいます。この解剖学的な表現は臨床のいろいろな場面で使われているので、ここで用法も含めて覚えておくとよいでしょう。

例えば、図1は腹部の四分円を表したもので、臍を中心とした4つの区域にはそれぞれ次の名前が付けられています。

RUQ：right upper quadrant (右上腹部)
RLQ：right lower quadrant (右下腹部)
LUQ：left upper quadrant (左上腹部)
LLQ：left lower quadrant (左下腹部)

また、乳腺(図2)などのように左右に一対ある円形領域の場合、四分円の中については right (右) と left (左) の代わりに inner (内側) と outer (外側) という言葉を用います。例えば「左乳腺外上部」は L-UOQ：left-upper outer quadrant となります。

ちなみに、日本の「乳腺取扱い規約」では、図3にあるように L-UOQ は「左C領域」に相当します。

＊医学用語では、患者に向かっての左右とは逆の、患者側の左右で表現します。

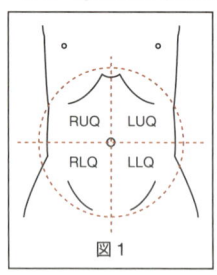

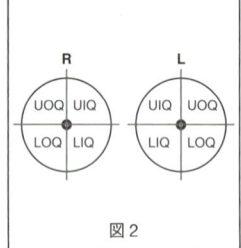

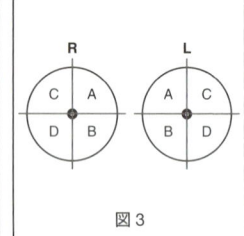

図1: 腹部の四分円 (RUQ, LUQ, RLQ, LLQ)
図2: 乳腺 R(UOQ, UIQ, LOQ, LIQ) L(UIQ, UOQ, LIQ, LOQ)
図3: R(C, A, D, B) L(A, C, B, D)

複数形の語尾変化——基本の4法則

Chapter 1に出てきたラテン語・ギリシャ語由来の単語の複数形について、語尾の変化に注目して整理してみましょう。ラテン語・ギリシャ語由来の語の語尾変化を学ぶ際には、「牛」「馬」「女」「愛」の法則を覚えておくと便利です。

1) 「牛 (ウシ)」の法則　-us → -i
　　012：oculus (眼) → oculi
　　033：truncus (体幹) → trunci

2) 「馬 (ウマ)」の法則　-um → -a
　　011：cilium (睫毛) → cilia
　　057：dorsum (背部) → dorsa

3) 「女 (オンナ)」の法則　-on → -a
　　035：acromion (肩峰) → acromia
　　069：olecranon (肘頭) → olecrana

4) 「愛 (アイ)」の法則　-a → -ae
　　＊ -ae は「イー」と発音する。
　　040：areola (乳輪) → areolae
　　042：fossa (窩) → fossae

Chapter 2

運動器系
Motor System

Unit 1 頭頸部（とうけいぶ）
▶ [161-192]

Unit 2 体幹（腹側）（ふくそく）
▶ [193-224]

Unit 3 体幹（背側）（はいそく）
▶ [225-256]

Unit 4 上肢（じょうし）
▶ [257-288]

Unit 5 下肢（かし）
▶ [289-320]

Introduction

　ここでは、運動機能を担う器官として骨と筋肉の名前を押さえておきましょう。Chapter 1 と同様の構成で、頭頸部、体幹、上肢、下肢という4つのパートに分かれています。

　筋肉の名前にはラテン語そのままの表記（例えば、「上腕二頭筋」= musculus biceps brachii）が用いられることも多いのですが、本書では、一部の慣用的な例外を除いて、英語表現、すなわち biceps brachii (muscle) といった形を見出し語にしています。

　ヒトの身体は非常に多くの骨や筋肉から構成されています。この Chapter では、そのほんの一部を扱っているに過ぎないのですが、難しい名前が多く、解剖学を学び始めたばかりの医学生にとっては覚えるのに苦労することでしょう。そのような場合には、特に付属の CD を何度も聞くなど、ヒアリングに重点を置くと、記憶が定着しやすくなります。

Chapter 1

Chapter 2

Chapter 3

Chapter 4

Motor System

Unit 1 頭頸部 Head and Neck

☐ Day 11

Listen))) CD-21

☐ 161 ★
skull
[skʌ́l]
スカL

名 頭蓋(骨)
- L *cranium* ▶ 形 cranial (頭蓋の) ▶ 例 *cranial cavity* (頭蓋腔)
- ⊕ 頭蓋は全23個の骨で構成される頭の骨格のこと。

☐ 162 ★　　❶発音注意
calvaria
[kælvéəriə]
キャLヴェアリア

名 頭蓋冠
- = cranial vault、skull cap
- ⊕ 頭蓋の上半分のドーム状の部分のこと。前頭骨、頭頂骨、後頭骨により構成される。

☐ 163 ★
coronal suture
[kɔ́:rənl sú:tʃər]
コーラNL / スーチャー

名 冠状縫合
- ⊕ 外科的縫合とは異なり、この場合のsutureは前頭骨と頭頂骨との間の線維性連結を意味する。

☐ 164 ★
frontal bone
[frʌ́ntl bóun]
FランTL / ボウン

名 前頭骨
- L *os frontale*
- ⊕ 形 frontal (前頭の)

☐ 165 ★　　❶発音注意
parietal bone
[pəráiətl bóun]
パライアTL / ボウン

名 頭頂骨
- L *os parietale*
- ⊕ 形 parietal (頭頂の)

☐ 166 ★
temporal bone
[témpərəl bóun]
テMパラL / ボウン

名 側頭骨
- L *os temporale*
- ⊕ 形 temporal (側頭の) ▶ 名 temple (側頭、こめかみ)

☐ 167 ★　　❶発音注意
occipital bone
[ɑksípitl bóun]
アKシピTL / ボウン

名 後頭骨
- L *os occipitale*
- ⊕ 形 occipital (後頭の) ▶ 名 occiput (後頭)

☐ 168
nasal bone
[néizəl bóun]
ネイザL / ボウン

名 鼻骨
- L *os nasale*
- ⊕ 形 nasal (鼻の)

□ Day 11

Listen)) CD-22

□ 169 ❶発音注意
lacrimal bone

[lǽkrəməl bóun]
ラKラマL / ボウン

▶ 名 涙骨
- L *os lacrimale*
- ⊕ 形 lacrimal（涙の）はラテン語 *lacrima*（涙）に由来。

□ 170 ★ ❶発音注意
sphenoid (bone)

[sfíːnɔid (bóun)]
Sフィーノイド / (ボウン)

▶ 名 蝶形骨
- L *os sphenoidale*
- 形 sphenoidal（蝶形骨の）▶ 例 sphenoidal sinus（蝶形骨洞）

□ 171 ❶発音注意
zygomatic bone

[zàigoumǽtik bóun]
ザイゴウマティK / ボウン

▶ 名 頬骨
- ＝cheek bone
- L *os zygomaticum*
- ⊕ 形 zygomatic（頬骨の）▶ 名 zygoma（頬骨）

□ 172 ★ ❶発音注意
maxilla

[mæksílə]
マKシら

▶ 名 上顎骨
- ＝upper jaw bone
- 複 maxillae
- 形 maxillary（上顎の）▶ 例 maxillary nerve（上顎神経）

□ 173 ★ ❶発音注意
mandible

[mǽndəbl]
マンダBL

▶ 名 下顎骨
- ＝jaw bone
- 複 mandibulae
- L *mandibula*

□ 174 ❶発音注意
alveolar process

[ælvíːələr prɑ́səs]
アルヴィーアラー / Pラセ S

▶ 名 歯槽突起
- ⊕ 形 alveolar（歯槽の）▶ 名 alveolus（歯槽、肺胞）
  ▶ 複 alveoli
- ⊕ 名 process（突起）

□ 175 ❶発音注意
mental foramen

[méntl fɔːréimən]
メンTL / フォーレイマン

▶ 名 オトガイ孔
- L *foramen mentale*
- ⊕ 形 mental（オトガイの）▶ 名 mentum（オトガイ）
- ⊕ 名 foramen（孔）▶ 複 foramina

□ 176
mental protuberance

[méntl proutjúːbərəns]
メンTL / Pロウテューバラン S

▶ 名 オトガイ隆起
- L *protuberantia mentalis*

Chapter 1

Chapter 2

Chapter 3

Chapter 4

Illustrations 161-176
Head and Neck

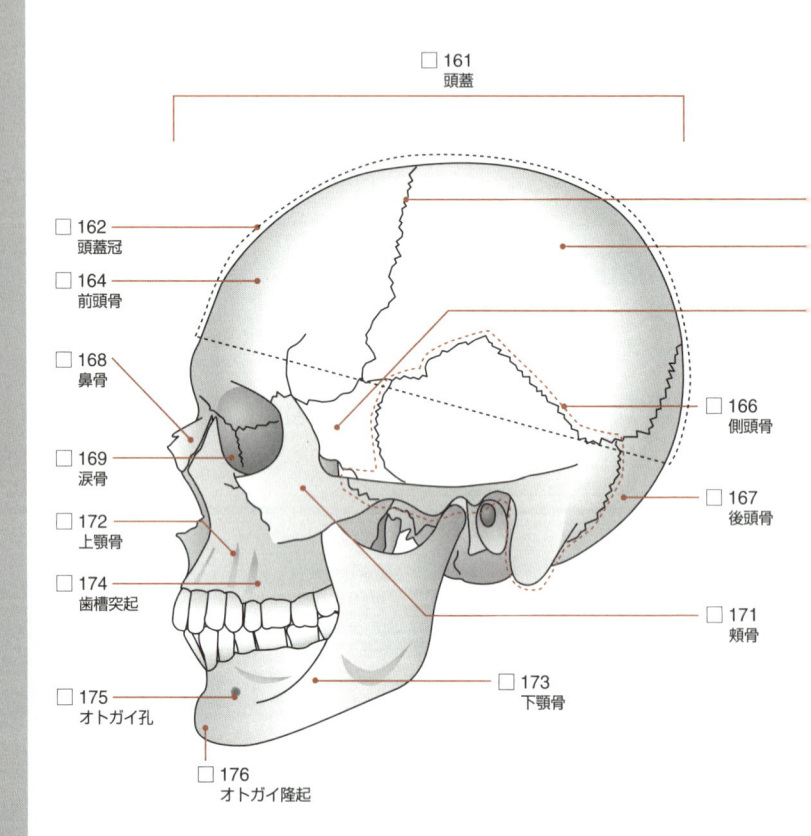

- 161 頭蓋
- 162 頭蓋冠
- 164 前頭骨
- 168 鼻骨
- 169 涙骨
- 172 上顎骨
- 174 歯槽突起
- 175 オトガイ孔
- 176 オトガイ隆起
- 166 側頭骨
- 167 後頭骨
- 171 頬骨
- 173 下顎骨

頭蓋は23個もの骨から構成されている。脳頭蓋と顔面頭蓋に大きく分かれるんだ。

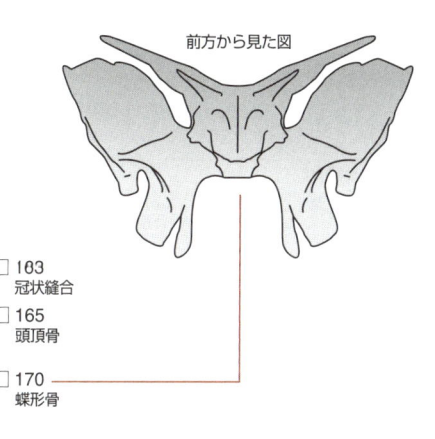

前方から見た図

- [ ] 163 冠状縫合
- [ ] 165 頭頂骨
- [ ] 170 蝶形骨

- [ ] 161 skull
- [ ] 162 calvaria（頭蓋の上半分のドーム状の骨部）
- [ ] 163 coronal suture（前頭骨と左右の頭頂骨との連結部分）
- [ ] 164 frontal bone
- [ ] 165 parietal bone（頭蓋上部の左右にある骨）
- [ ] 166 temporal bone（頭蓋下部の左右にある大きな骨）
- [ ] 167 occipital bone
- [ ] 168 nasal bone（鼻根部にある小さな骨）
- [ ] 169 lacrimal bone（眼窩の内側壁の一部を構成する骨）
- [ ] 170 sphenoid (bone)（頭蓋冠の下方中央にあり、前方から見ると蝶のような形をしている骨）
- [ ] 171 zygomatic bone（頬の隆起と眼窩の外側壁を形成する骨）
- [ ] 172 maxilla
- [ ] 173 mandible
- [ ] 174 alveolar process（上顎骨の下方に出っ張った部分）
- [ ] 175 mental foramen（下顎骨のほぼ中央の高さにある左右一対の穴）
- [ ] 176 mental protuberance（下顎骨の先端付近の正中前面にある隆起した部分）

Unit 1

☐ Day 12

Listen)) CD-23

☐ 177 ★
facial muscles
[féiʃəl mʌslz]
フェイシャL / マSLZ

顔面筋群、表情筋
= musculi faciales
➕ 顔面筋はいずれも頭蓋骨より起こり、皮膚に停止する。

☐ 178 ★ ❶発音注意
galea aponeurotica
[géiliə æpounjuəróutikə]
ゲイリア / アポウニュアロウティカ

帽状腱膜
🇱 epicranial aponeurosis
➕ 名 galea（ヘルメット状の形）

☐ 179 ❶発音注意
temporal fascia
[témpərəl fǽʃiə]
テMパラL / ファシア

側頭筋膜
🇱 fascia temporalis
➕ fascia（筋膜）は、筋肉や筋肉群を包んだり束ねたりする線維層。

☐ 180 ❶発音注意
corrugator supercilii (muscle)
[kɔ́:rəgèitər sù:pərsíliai (mʌ́sl)]
コーラゲイター / スーパーシリアイ / (マSL)

皺眉筋
➕ -ruga- ▶ （しわ）
➕ 額に垂直のしわを寄せるときに使う。

☐ 181
procerus (muscle)
[prousí:rəs (mʌ́sl)]
Pロウシーラs / (マSL)

鼻根筋
🇱 musculus procerus
➕ 前頭筋の補助をする筋で、顔面神経の支配を受ける。

☐ 182 ★ ❶発音注意
orbicularis oculi (muscle)
[ɔ:rbìkjulǽ:ris ákjulai (mʌ́sl)]
オービキュラーリS / アキュライ / (マSL)

眼輪筋
➕ orbicularis（輪筋）
➕ 🇱 oculi（眼）は 名 oculus の複数形。
➕ 眼瞼を閉じるときに使う。

☐ 183 ❶発音注意
levator labii superioris (muscle)
[livéitər lǽbiai səpíəriəris (mʌ́sl)]
リヴェイター / ラビアイ / サピアリアリS / (マSL)

上唇挙筋
➕ levator ▶ 🇱 levis（持ち上げる）に由来。
➕ 🇱 labii（唇の）▶ 名 labium（唇）
➕ 泣くときに使う。

☐ 184 ❶発音注意
zygomaticus major (muscle)
[zàigoumǽtikəs méidʒər (mʌ́sl)]
ザイゴウマティカS / メイジャー / (マSL)

大頬骨筋
= greater zygomatic muscle
➕ zygomatic ▶ 🇱 zygoma（頬骨）
➕ 笑うときに使う。

☐ Day 12

Listen 》CD-24

☐ 185 ❶発音注意
levator anguli oris (muscle)
[livéitər ǽŋgjuli ɔ́ːris (mʌ́sl)]
リヴェイター / アンGギュリ / オーリS / (マSL)

名 口角挙筋
▶ ⊕ 形 anguli（角の）▶ 名 angulus（角）
　⊕ 形 oris（口の）▶ 名 os（口）

☐ 186 ★
orbicularis oris (muscle)
[ɔːrbíkjuláːrɪs ɔ́ːris (mʌ́sl)]
オービキュラーリS / オーリS / (マSL)

名 口輪筋
▶ ⊕ 名 orbicularis（輪筋）▶ L orbiculus（小さな輪、円盤状のもの）に由来。

☐ 187 ★ ❶発音注意
masseter (muscle)
[mæsíːtər (mʌ́sl)]
マシーター / (マSL)

名 咬筋
▶ ⊕ 下顎を上げて口を閉じるときに使う。

☐ 188 ❶発音注意
risorius (muscle)
[raisɔ́ːriəs (mʌ́sl)]
ライソーリアS / (マSL)

名 笑筋
▶ 名 risus（笑い）▶ 例 risus caninus（痙笑＜破傷風の際の顔面痙攣で起きる症状＞）
⊕ 口角を広げるときに使う。

☐ 189 ❶発音注意
depressor labii inferioris (muscle)
[diprésər lǽbiai infíəriəris (mʌ́sl)]
ディPレサー / ラビアイ / インフィアリアリS / (マSL)

名 下唇下制筋
▶ ⊕ 下唇を引き下げるときに使う。

☐ 190 ★ ❶発音注意
buccinator (muscle)
[bʌ́ksənèitər (mʌ́sl)]
バKサネイター / (マSL)

名 頬筋
▶ 名 bucca（頬）
⊕ 頬をすぼめるときに使う。

☐ 191
occipitofrontalis (muscle)
[ɑksipitoufrʌntéilis (mʌ́sl)]
アKシピトウFランテイリS / (マSL)

名 後頭前頭筋
▶ ⊕ 帽状腱膜を挟んで前頭筋と後頭筋から成る。頭皮を動かす働きをする。

☐ 192 ★ ❶発音注意
platysma (muscle)
[plətízmə (mʌ́sl)]
Pラティズマ / (マSL)

名 広頸筋
▶ 複 platysmas、platysmata
⊕ 歯を食いしばったときに頸から上胸部にできるしわを作る。

Illustrations 177-192
Head and Neck

- ☐ 180 皺眉筋
- ☐ 181 鼻根筋
- ☐ 182 眼輪筋
- ☐ 177 顔面筋群
- ☐ 185 口角挙筋
- ☐ 183 上唇挙筋
- ☐ 187 咬筋
- ☐ 184 大頬骨筋
- ☐ 188 笑筋
- ☐ 186 口輪筋
- ☐ 189 下唇下制筋

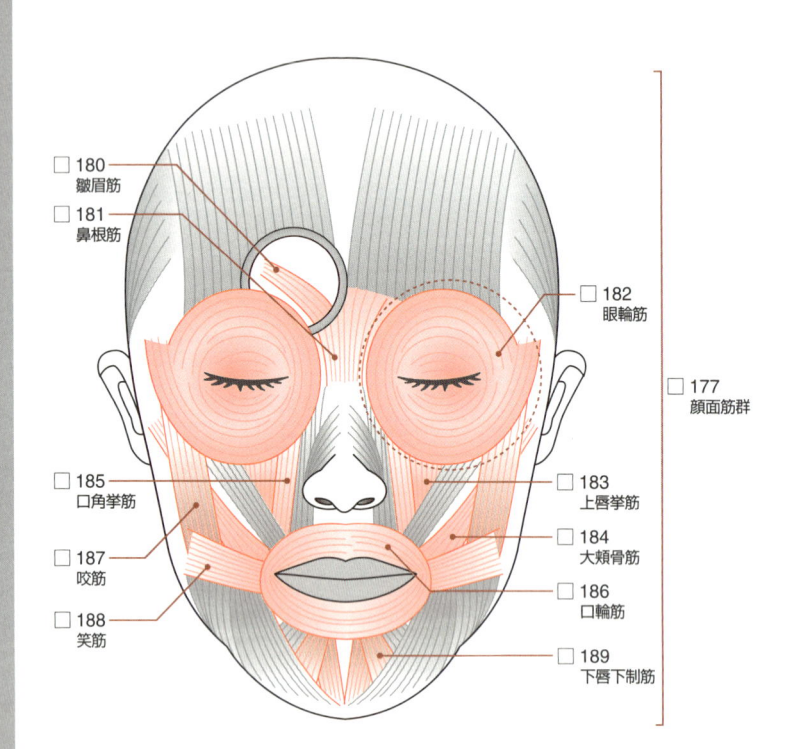

- ☐ 177 facial muscles（目、鼻、口の周囲にあり、表情を作り出す筋肉の総称）
- ☐ 178 galea aponeurotica（前頭筋と後頭筋をつなぐ帯状の腱膜）
- ☐ 179 temporal fascia（側頭筋を覆う筋膜）
- ☐ 180 corrugator supercilii (muscle)
- ☐ 181 procerus (muscle)
- ☐ 182 orbicularis oculi (muscle)
- ☐ 183 levator labii superioris (muscle)
- ☐ 184 zygomaticus major (muscle)

この図を参考にちて、周りの人の顔の筋肉の動きを観察ちてみるのよさ！

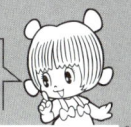

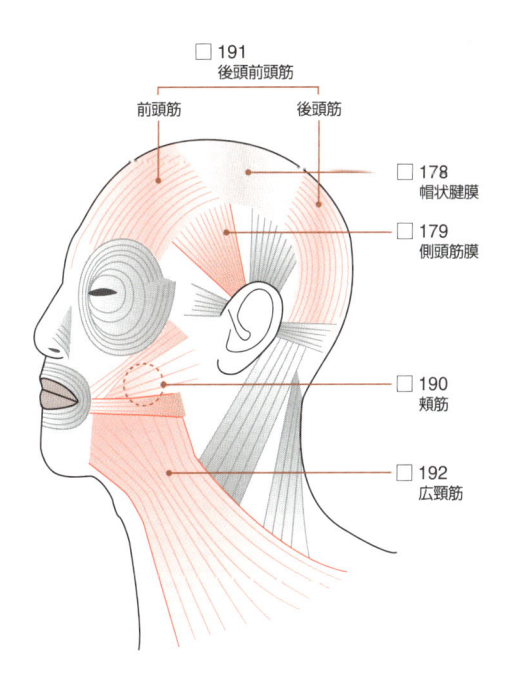

- □ 191 後頭前頭筋
  - 前頭筋
  - 後頭筋
- □ 178 帽状腱膜
- □ 179 側頭筋膜
- □ 190 頬筋
- □ 192 広頸筋

- □ 185 levator anguli oris (muscle)
- □ 186 orbicularis oris (muscle)
- □ 187 masseter (muscle)
- □ 188 risorius (muscle)
- □ 189 depressor labii inferioris (muscle)
- □ 190 buccinator (muscle)（頬の顔面筋の1つ。上下顎骨から口角・口輪筋まで伸びる）
- □ 191 occipitofrontalis (muscle)
- □ 192 platysma (muscle)

Unit 2

体幹（腹側）
Trunk (ventral)

□ Day 13

Listen)) CD-25

□ 193 ★

clavicle

[klǽvikl]
K**ラ**ヴィKL

名 鎖骨
- **L** *clavicula* ▶ claviculae
- ⊕ 一般に collar bone とも呼ばれる。

□ 194

episternum

[èpəstə́ːrnəm]
エパS**タ**ーナM

名 胸骨柄
- = manubrium of sternum
- ⊕ epi-（上の）+ **名** sternum（胸骨）

□ 195 ★★

sternal angle

[stə́ːrnl ǽŋgl]
S**タ**ーNL / **ア**ンGL

名 胸骨角
- **L** *angulus sterni*
- ⊕ sternal ▶ **形** 胸骨の

□ 196

body of sternum

[bádi əv stə́ːrnəm]
バディ / アV / S**タ**ーナM

名 胸骨体
- **L** *corpus sterni*

□ 197 ★

coracoid process

[kɔ́ːrəkɔ̀id práses]
コーラコイD / P**ラ**セS

名 烏口突起
- **L** *processus coracoideus*
- ⊕ **形** coracoid（烏口の、カラスのくちばし状の）
- ⊕ **名** process（突起）

□ 198 ★

rib

[ríb]
リB

名 肋骨
- **L** *costa*、*os costale* ▶ ⊕ **形** costal（肋骨の）▶ **例** costal angle（肋骨角）

□ 199

costicartilage

[kàstikáːrtəlidʒ]
カSティ**カ**ータリジ

名 肋軟骨
- = costal cartilage

□ 200

intercostal space

[ìntərkástl spéis]
インター**カ**STL / S**ペ**イS

名 肋間隙
- **L** *spatium intercostale*
- ⊕ **形** intercostal（肋間の）▶ inter-（〜の間の）+ **形** costal（肋骨の）

□ Day 13

Listen)) CD-26

□ 201 ★ ❶発音注意
sacrum
[séikrəm]
セイKラM

▶ 名 仙骨
= sacral bone
複 sacra
L os sacrum

□ 202 ★
coxal bone
[kάksəl bóun]
カKサL / ボウン

▶ 名 寛骨
= hip bone
L os coxae
➕ 寛骨は腸骨、坐骨、恥骨の癒合で形成されている。

□ 203 ★
ilium
[íliəm]
イリアM

▶ 名 腸骨
= iliac bone 複 ilia L os illium
➕ 1文字違いの ileum は「回腸」の意味。混同しないように注意。

□ 204
acetabulum
[æsətǽbjuləm]
アサタビュラM

▶ 名 寛骨臼
複 acetabula
➕ 酢 (acet-) を入れる容器 (-abulum) に形が似ていることに由来。

□ 205 ★
ischium
[ískiəm]
イSキアM

▶ 名 坐骨
複 ischia
形 ischial (坐骨の) ▶ 例 ischial spine (坐骨棘)

□ 206 ★
pubis
[pjú:bis]
ピュービS

▶ 名 恥骨
= pubic bone
L os pubis
形 pubic (恥骨の) ▶ 例 pubic region (恥骨部)

□ 207 ★ ❶発音注意
coccyx
[kάksiks]
カKシKS

▶ 名 尾骨
複 coccyges   L os coccygis
形 coccygeal (尾骨の) ▶ 例 coccygeal nerve (尾骨神経)

□ 208 ★
pubic symphysis
[pjú:bik símfəsis]
ピュービK / シMファシS

▶ 名 恥骨結合
L symphysis pubica
➕ 名 symphysls (＜線維軟骨＞結合)

Chapter 1
Chapter 2
Chapter 3
Chapter 4

Illustrations 193-208
Trunk (ventral)

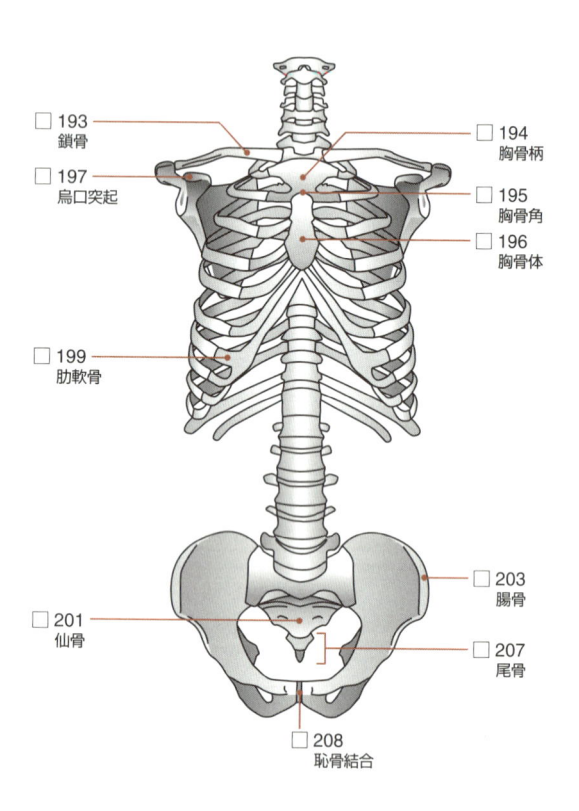

- 193 鎖骨
- 194 胸骨柄
- 197 烏口突起
- 195 胸骨角
- 196 胸骨体
- 199 肋軟骨
- 203 腸骨
- 201 仙骨
- 207 尾骨
- 208 恥骨結合

- 193 **clavicle**
- 194 **episternum**（胸骨上部の骨）
- 195 **sternal angle**（胸骨体の転結部。通常は前方に突出している）
- 196 **body of sternum**（胸骨柄と剣状突起[044]の間にある胸骨最大の部分）
- 197 **coracoid process**（肩甲切痕の外側にあるかぎのように曲がった突起）
- 198 **rib**
- 199 **costicartilage**
- 200 **intercostal space**（肋骨と肋骨の隙間）

寛骨も尾骨も、複数の骨が成人する過程において融合して出来上がるんじゃ。

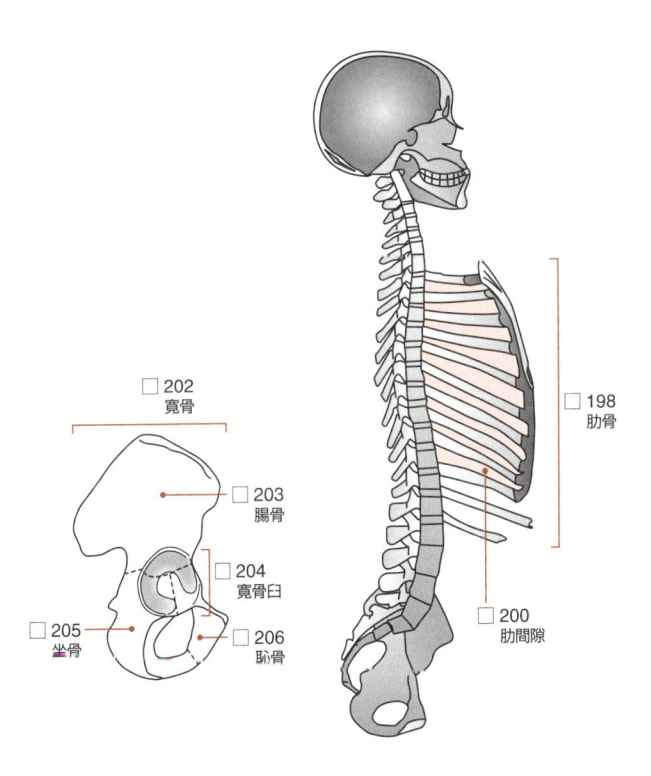

- 202 寛骨
- 203 腸骨
- 204 寛骨臼
- 205 坐骨
- 206 恥骨
- 198 肋骨
- 200 肋間隙

- □ 201 **sacrum**（5つの仙椎 [232] が癒合して形成される逆三角形の骨）
- □ 202 **coxal bone**
- □ 203 **ilium**（寛骨の上部の、左右に張り出した部分）
- □ 204 **acetabulum**（大腿骨頭 [290] がはまり込む、寛骨外側面のくほみ）
- □ 205 **ischium**
- □ 206 **pubis**
- □ 207 **coccyx**（脊柱 [225] の末端にある骨）
- □ 208 **pubic symphysis**（正中面に位置し、左右の恥骨が連結する線維軟骨性関節）

Unit 2

☐ Day 14

Listen)) CD-27

☐ 209
sternohyoid (muscle)
[stə̀ːrnouháiɔid (mʌ́sl)]
SターノウハイオイD / (マSL)

名 胸骨舌骨筋
- L *musculus sternohyoideus*
- ✚ sterno-（胸骨の）+ 形 hyoid（舌骨の）

☐ 210 ★
deltoid (muscle)
[déltɔid (mʌ́sl)]
デLトイD / (マSL)

名 三角筋
- L *musculus deltoideus*
- ✚「Δ（デルタ）」という記号の形のような三角形をしていることに由来。

☐ 211 ★
pectoralis major (muscle)
[pèktərǽlis méidʒər (mʌ́sl)]
ペKタラリS / メイジャー / (マSL)

名 大胸筋
= greater pectoral muscle

☐ 212
internal intercostal (muscle)
[intə́ːrnl ìntərkástl (mʌ́sl)]
インターNL / インターカSTL / (マSL)

名 内肋間筋
- L *musculus intercostalis internus*
- ✚ 呼息期に収縮する。

☐ 213 ★
serratus anterior (muscle)
[seréitəs æntíəriər (mʌ́sl)]
セレイタS / アンティアリアー / (マSL)

名 前鋸筋
- ✚ *serratus*（鋸歯状の）

☐ 214 ★
rectus abdominis (muscle)
[réktəs æbdámìnis (mʌ́sl)]
レKタS / アBダミニS / (マSL)

名 腹直筋
- ✚ L *rectus*（真っすぐな）
- ✚ L *abdominis*（腹の）

☐ 215
external oblique (muscle)
[ikstə́ːrnl əblíːk (mʌ́sl)]
イKSターNL / アBリーK / (マSL)

名 外腹斜筋
- L *musculus obliquus externus abdominis*
- ✚ 形 external（外の、外部の）
- ✚ 形 oblique（斜めの）▶ L *obliquus*

☐ 216
transversus abdominis (muscle)
[trænsvə́ːrsəs æbdámìnis (mʌ́sl)]
TランSヴァーサS / アBダミニS / (マSL)

名 腹横筋
- ✚ L *transversus*（横の）

☐ Day 14

Listen 》CD-28

☐ 217 ★ ❶発音注意
iliacus (muscle)

[iláiəkəs (másl)]
イライアカS /(マSL)

名 腸骨筋
= iliac muscle
L *musculus iliacus*

☐ 218 ★ ❶発音注意
iliopsoas (muscle)

[ìliouσóuəs (másl)]
イリオウソウアS /(マSL)

名 腸腰筋
L *musculus iliopsoas*
➕ 腸骨筋、大腰筋を合わせたもの。

☐ 219 ★ ❶発音注意
psoas major (muscle)

[sóuəs méidʒər (másl)]
ソウアS / メイジャー /(マSL)

名 大腰筋
= greater psoas muscle
➕ 名 psoas（腰の筋）

☐ 220 ❶発音注意
quadratus lumborum (muscle)

[kwadréitəs lámbourəm (másl)]
KワDレイタS / ラMボウラM /(マSL)

名 腰方形筋
➕ L *quadratus*（方形の、四角形の）
➕ L *lumborum*（腰の）

☐ 221 ❶発音注意
tensor fasciae latae (muscle)

[ténsər fǽʃiì: lɑ́:ti: (másl)]
テンサー / ファシィー / ラーティー /(マSL)

名 大腿筋膜張筋
= tensor of fascia lata
➕ 名 tensor（張筋）▶ 複 tensores

☐ 222 ★ ❶発音注意
inguinal ligament

[íŋgwənl lígəmənt]
インGワNL / リガマンT

名 鼠径靭帯
≒ aponeurosis of external abdominal oblique muscle（外腹斜筋腱膜）
L *ligamentum inguinale*

☐ 223 ★
linea alba

[líːniə álːbə]
リーニア / アーLバ

名 白線
= Hunter line（ハンター線）
➕ L *alba* ▶ L *albus*（白色）の女性形。

☐ 224 ❶発音注意
pectineus (muscle)

[pektiníːəs (másl)]
ペKティニーアS /(マSL)

名 恥骨筋
= pectineal muscle
➕ 大腿三角の内側上部を形成する筋肉。

Chapter 1
Chapter 2
Chapter 3
Chapter 4

Illustrations 209-224
Trunk (ventral)

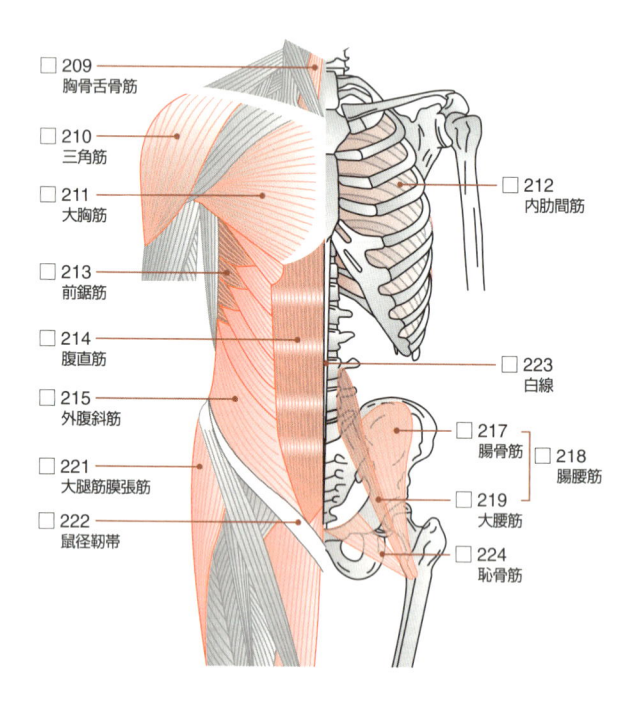

- 209 胸骨舌骨筋
- 210 三角筋
- 211 大胸筋
- 212 内肋間筋
- 213 前鋸筋
- 214 腹直筋
- 223 白線
- 215 外腹斜筋
- 217 腸骨筋
- 218 腸腰筋
- 219 大腰筋
- 221 大腿筋膜張筋
- 222 鼠径靱帯
- 224 恥骨筋

- 209 sternohyoid (muscle)
- 210 deltoid (muscle)（肩関節を覆う三角形の筋肉）
- 211 pectoralis major (muscle)
- 212 internal intercostal (muscle)（肋骨と肋骨の間の筋肉）
- 213 serratus anterior (muscle)
- 214 rectus abdominis (muscle)（いわゆる「腹筋」）
- 215 external oblique (muscle)
- 216 transversus abdominis (muscle)
- 217 iliacus (muscle)

体幹では何層もの筋肉が交錯している。異なった角度からの図で立体的に理解しよう。

Chapter 1
Chapter 2
Chapter 3
Chapter 4

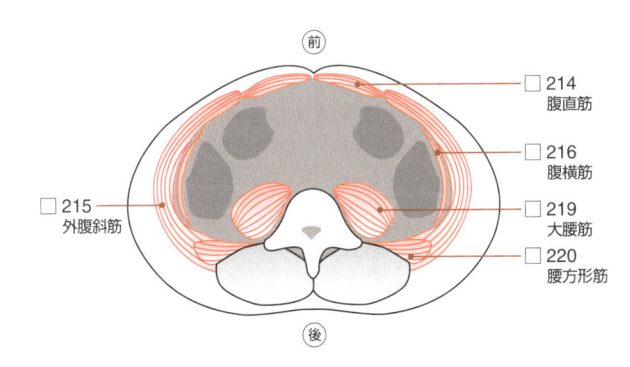

前

□ 214 腹直筋
□ 216 腹横筋
□ 215 外腹斜筋
□ 219 大腰筋
□ 220 腰方形筋

後

- □ 218 **iliopsoas (muscle)**（腸骨筋と大腰筋で構成される複合筋）
- □ 219 **psoas major (muscle)**（股関節の屈筋）
- □ 220 **quadratus lumborum (muscle)**
- □ 221 **tensor fasciae latae (muscle)**（大腿筋膜を緊張させる）
- □ 222 **inguinal ligament**（外腹斜筋の腱膜が肥厚して形成される）
- □ 223 **linea alba**（左右の腹直筋の間で、前腹壁の中央を縦に走る白い線）
- □ 224 **pectineus (muscle)**（大腿の内転と屈曲の補助をする）

Unit 3 体幹（背側）
Trunk (dorsal)

□ Day 15

Listen 》CD-29

□ 225 ★
vertebral column
[vɚ́ːrtəbrəl kάləm]
ヴァータBラL / **カ**ラM

▶ 名 脊柱、背骨（背骨全体）
= spine、spinal column
➕ 形 vertebral（椎骨の）
➕ 名 column（柱）▸ L columna

□ 226 ★
cervical vertebrae
[sɚ́ːrvikəl vɚ́ːrtəbriː]
サーヴィカL / **ヴァー**タBリー

▶ 名 頸椎 [第1〜第7]
L vertebrae cervicales
➕ 第1〜第7頸椎を C1〜C7 と表す。
➕ vertebrae は vertebra（椎骨）[234] の複数形。

□ 227 ★
atlas
[ǽtləs]
アTラS

▶ 名 環椎
➕ 頭蓋を支える第1頸椎は、ギリシャ神話の天を支える巨人「アトラス」に因んで名付けられた。

□ 228 ★
axis
[ǽksis]
アKシS

▶ 名 軸椎
複 axes
➕ 第2頸椎。歯突起があり、これを軸として頭部を回転させる。

□ 229 ★
scapula
[skǽpjulə]
S**キャ**ピュラ

▶ 名 肩甲骨
= shoulder blade 複 scapulae
形 scapular（肩甲骨の）▸ 例 scapular region（肩甲部）

□ 230 ★
thoracic vertebrae
[θɔːrǽsik vɚ́ːrtəbriː]
θォー**ラ**シK / **ヴァー**タBリー

▶ 名 胸椎 [第1〜第12]
G vertebrae thoracicae
➕ 第1〜第12胸椎を Th1〜Th12と表す。

□ 231 ★
lumbar vertebrae
[lʌ́mbər vɚ́ːrtəbriː]
ラMバー / **ヴァー**タBリー

▶ 名 腰椎 [第1〜第5]
L vertebrae lumbares
➕ 腰部にある5つの椎骨。第1〜第5腰椎を L1〜L5 と表す。

□ 232 ★　❶発音注意
sacral vertebrae
[séikrəl vɚ́ːrtəbriː]
セイKラL / **ヴァー**タBリー

▶ 名 仙椎 [第1〜第5]
≒ sacrum（仙骨）
➕ 5つの仙椎が成人では癒合して1つの仙骨（sacrum）となる。

□ Day 15

233 ★ ❶発音注意
coccygeal vertebrae
[kɑksídʒiəl vɚ́ːrtəbriː]
カKシジアL / **ヴァ**ータBリー

名 尾椎 [第1～第4]
L vertebrae coccygeae ❶ 通常3～5個あるが、4個の場合が最も多い。複数の尾椎が癒合して1つの尾骨となる。第1～第4尾椎をCo1～Co4と表す。

234 ★ ❶発音注意
vertebra
[vɚ́ːrtəbrə]
ヴァータBラ

名 椎骨、脊椎骨
複 vertebrae
❶ **L** verto（曲がる、回転する）に由来。

235
vertebral arch
[vɚ́ːrtəbrəl ɑ́ːrtʃ]
ヴァータBラL / **ア**ーチ

名 椎弓
L arcus vertebrae

236 ❶発音注意
vertebral foramen
[vɚ́ːrtəbrəl fɔːréimən]
ヴァータBラL / フォー**レ**イマン

名 椎孔
L foramen vertebrale
❶ **名** foramen（孔）▶ **複** foramina ▶ **形** foraminal（孔の）▶ **例** foraminal herniation（大孔ヘルニア）

237 ★
vertebral body
[vɚːrtəbrəl bɑ́di]
ヴァータBラL / **バ**ディ

名 椎体
L corpus vertebrae

238 ★
spinal cord
[spáinl kɔ́ːrd]
S**パ**イNL / **コ**ーD

名 脊髄
L medulla spinalis
❶ **名** cord（索、帯、長いひも状の構造物のこと）

239 ★
intervertebral disc
[intərvɚ́ːrtəbrəl dísk]
インター**ヴァ**ータBラL / **ディ**SK

名 椎間板
L discus intervertebralis
❶ **形** intervertebral（椎間の）▶ inter-（～の間）+ **形** vertebral（椎骨の） ❶ disc の綴りは disk でもよい。

240
acantha
[əkǽnθə]
ア**キャ**ンθァ

名 棘突起
❶ **G** akantha（棘）に由来。

Illustrations 225-240
Trunk (dorsal)

- ☐ 227 環椎
- ☐ 228 軸椎
- ☐ 226 頸椎
- ☐ 229 肩甲骨
- ☐ 230 胸椎
- ☐ 231 腰椎
- ☐ 232 仙椎
- ☐ 233 尾椎

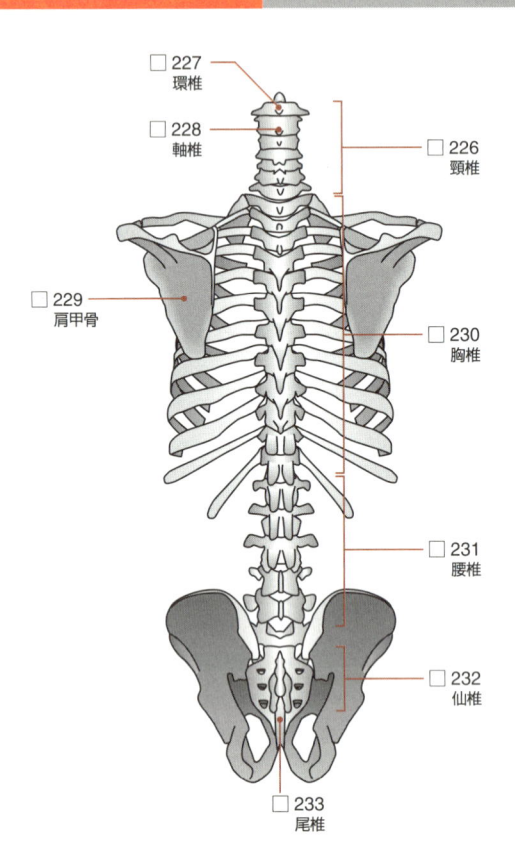

- ☐ 225 vertebral column
- ☐ 226 cervical vertebrae（頸部の脊柱で7分節ある）
- ☐ 227 atlas
- ☐ 228 axis
- ☐ 229 scapula
- ☐ 230 thoracic vertebrae（肋骨と結合して胸郭を形成する）
- ☐ 231 lumbar vertebrae
- ☐ 232 sacral vertebrae（腰椎と尾椎の間にある5つの椎骨）
- ☐ 233 coccygeal vertebrae（脊柱下端の椎骨）

脊柱はヒトの頭部や体幹を支える重要な骨格だ。ヒトの椎骨は通常32〜34個ある。

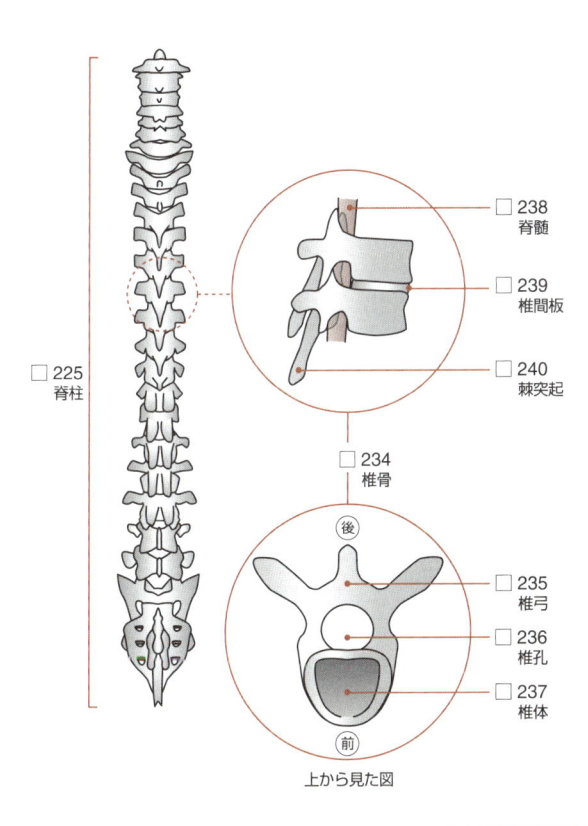

- ☐ 225 脊柱
- ☐ 234 椎骨
- ☐ 235 椎弓
- ☐ 236 椎孔
- ☐ 237 椎体
- ☐ 238 脊髄
- ☐ 239 椎間板
- ☐ 240 棘突起

(後)
(前)
上から見た図

- ☐ 234 **vertebra**
- ☐ 235 **vertebral arch**（椎体の後方にあるアーチ状の構造）
- ☐ 236 **vertebral foramen**（椎体と椎弓に囲まれた孔）
- ☐ 237 **vertebral body**（椎骨の主体となる円柱状の部分）
- ☐ 238 **spinal cord**（中枢神経系を構成する神経線維で、椎孔を通る部分）
- ☐ 239 **intervertebral disc**（隣接する椎体の間にある円板状の線維軟骨）
- ☐ 240 **acantha**

Unit 3

□ Day 16

Listen)) CD-31

241
splenius cervicis (muscle)
[splíːniəs sə́ːrvisis (mʌ́sl)]
SPリーニアS / サーヴィシS / (マSL)

名 頸板状筋
- splenius はラテン語の splenium (板、包帯) に由来。
- 首を回転させるときに使う。

242 ★ ❶発音注意
trapezius (muscle)
[trəpíːziəs (mʌ́sl)]
TラピーZィアS / (マSL)

名 僧帽筋
- G trapezion (机、台形) に由来。
- 上背部浅層にある大きな筋肉で、脊椎と肩甲骨、鎖骨をつないでいる。

243 ❶発音注意
levator scapulae (muscle)
[livéitər skǽpjuliː (mʌ́sl)]
リヴェイター / Sキャピュリー / (マSL)

名 肩甲挙筋
- 名 levator (挙筋)
- L scapulae (肩甲骨の)
- 肩甲骨を上げるときに使う。

244 ★
rhomboid major (muscle)
[rámbɔid méidʒər (mʌ́sl)]
ラMボイD / メイジャー / (マSL)

名 大菱形筋
= greater rhomboid muscle
- 形 rhomboid (菱形に似た、長斜方形の) ▶ rhombo- (菱形の) + -oid (〜のような)

245 ❶発音注意
infraspinatus (muscle)
[ìnfrəspainéitəs (mʌ́sl)]
インFラSパイネイタS / (マSL)

名 棘下筋
- infra- (下の)
- 腕を伸展し、外旋させるときに使う。

246 ❶発音注意
teres minor (muscle)
[tériːz máinər (mʌ́sl)]
テリーZ / マイナー / (マSL)

名 小円筋
- L teres (円形で長い)
- 上肢帯筋の1つで、肩関節の内転と外旋に使う。

247 ❶発音注意
teres major (muscle)
[tériːz méidʒər (mʌ́sl)]
テリーZ / メイジャー / (マSL)

名 大円筋
- 上肢帯筋の1つで、肩関節の内転と内旋に使う。

248 ★
latissimus dorsi (muscle)
[lətísiməs dɔ́ːrsai (mʌ́sl)]
ラティシマS / ドーサイ / (マSL)

名 広背筋
- 上肢を外転・内旋・伸展させるときに使う。

☐ Day 16

Listen))) CD-32

☐ 249　❶発音注意
serratus posterior inferior (muscle)
[seréitəs pɑstíəriər infíəriər (mʌ́sl)]
セレイタS / パS**ティ**アリアー / イン**フィ**アリアー / (マSL)

名 下後鋸筋
▶ ➕ 形 serratus (鋸歯状の) ▶ = serrate、serrated

☐ 250
iliocostalis (muscle)
[ìliouk∧stǽliə (mʌ́sl)]
イリオウカS**タ**リS / (マSL)

名 腸肋筋
▶ ➕ ilio- (腸骨) + L costalis (肋骨の)

☐ 251 ★
gluteus medius (muscle)
[glú:tiəs mí:diəs (mʌ́sl)]
G**ル**ーティアS / **ミ**ーディアS / (マSL)

名 中臀筋
▶ ➕ gluteus ▶ G gloutos (臀) に由来。
➕ 大腿の外転と内旋に使う。

☐ 252 ★
gluteus maximus (muscle)
[glú:tiəs mǽksəməs (mʌ́sl)]
G**ル**ーティアS / マKサマS / (マSL)

名 大臀筋
▶ ➕ 大腿の伸展に使う。

☐ 253
piriformis (muscle)
[pìrifɔ́:mis (mʌ́sl)]
ピリ**フォ**ーミS / (マSL)

名 梨状筋
▶ ➕ 大腿の外旋に使う。
➕ L piriformis (梨状の)

☐ 254 ★　❶発音注意
urogenital diaphragm
[jùəroudʒénətl dáiəfræm]
ユアロウ**ジェ**ナTL / **ダ**イアFラM

名 尿生殖隔膜
▶ ➕ 形 urogenital (泌尿生殖器の) ▶ uro- (尿) + 形 genital (生殖の、生殖器の)

☐ 255 ★　❶発音注意
levator ani (muscle)
[livéitər éinai (mʌ́sl)]
リ**ヴェ**イター / **エ**イナイ / (マSL)

名 肛門挙筋
▶ ➕ L ani (肛門の) ▶ 名 anus (肛門)

☐ 256 ★
external anal sphincter
[ikstə́:rnl éinl sfíŋktər]
イKS**ター**NL / **エ**イNL / S**フィ**ンGKター

名 外肛門括約筋
▶ = external sphincter muscle of anus
➕ 形 anal (肛門の) ▶ 名 anus
➕ 名 sphincter (括約筋)

Trunk (dorsal)

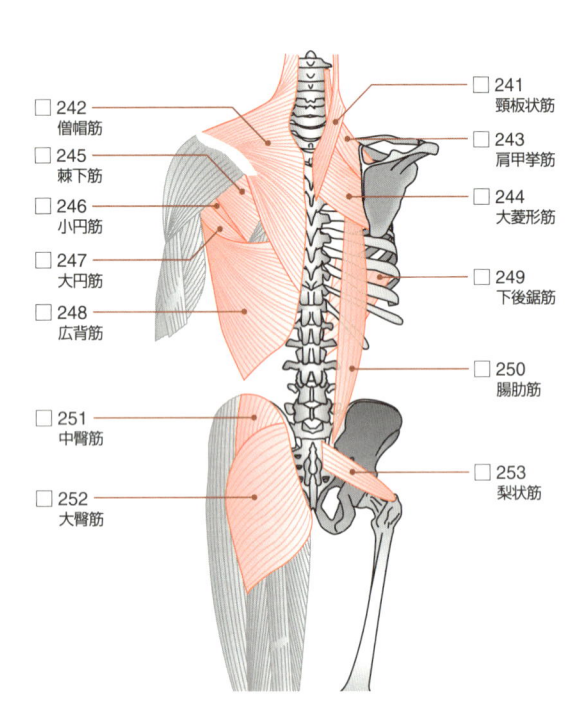

- 242 僧帽筋
- 245 棘下筋
- 246 小円筋
- 247 大円筋
- 248 広背筋
- 251 中臀筋
- 252 大臀筋
- 241 頸板状筋
- 243 肩甲挙筋
- 244 大菱形筋
- 249 下後鋸筋
- 250 腸肋筋
- 253 梨状筋

筋肉の名前は長くて覚えにくいものが多いから、CDを繰り返し聞いて定着させゆのよさ。

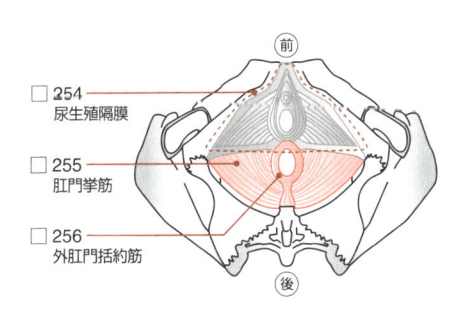

前

- ☐ 254 尿生殖隔膜
- ☐ 255 肛門挙筋
- ☐ 256 外肛門括約筋

後

- ☐ 241 splenius cervicis (muscle)
- ☐ 242 trapezius (muscle)
- ☐ 243 levator scapulae (muscle)（上背部、僧帽筋の下にある筋肉）
- ☐ 244 rhomboid major (muscle)（上背部、僧帽筋の下にある筋肉）
- ☐ 245 infraspinatus (muscle)（肩甲骨の背側面、肩甲棘より下の棘下窩にある筋肉）
- ☐ 246 teres minor (muscle)
- ☐ 247 teres major (muscle)
- ☐ 248 latissimus dorsi (muscle)（背部の浅層に広がる筋肉）
- ☐ 249 serratus posterior inferior (muscle)
- ☐ 250 iliocostalis (muscle)
- ☐ 251 gluteus medius (muscle)
- ☐ 252 gluteus maximus (muscle)
- ☐ 253 piriformis (muscle)（骨盤から臀部に伸びる筋肉）
- ☐ 254 urogenital diaphragm（左右の座骨恥骨枝の間に張っている三角形の筋膜）
- ☐ 255 levator ani (muscle)（骨盤の底を形成する筋肉）
- ☐ 256 external anal sphincter（肛門を輪状に取り囲む筋肉）

Unit 4　上肢
Upper Extremity

☐ Day 17

Listen)) CD-33

☐ 257 ★
humerus
[hjúːmərəs]
ヒューマラS

► 名 上腕骨
= arm bone　複 humeri
形 humeral (上腕骨の) ▶ 例 humeral axillary lymph nodes (上腕腋窩リンパ節)

☐ 258　❶発音注意
trochlea of humerus
[trǽkliə əv hjúːmərəs]
Tラクリア / アV / ヒューマラS

► 名 上腕骨滑車
L trochlea humeri
✚ 名 trochlea (滑車<別の骨の関節面が滑る骨の関節面>)

☐ 259　❶発音注意
capitulum of humerus
[kəpítʃuləm əv hjúːmərəs]
カピチュラM / アV / ヒューマラS

► 名 上腕骨小頭
✚ 名 capitulum (小頭) は 名 caput (頭) からの派生語で、-ulumは「小さなもの」を表す。

☐ 260
neck of radius
[nék əv réidiəs]
ネK / アV / レイディアS

► 名 橈骨頸
= collum radii ▶ collum (頸) は綴りが column (柱) と似ているので混同しないように注意。

☐ 261 ★
radius
[réidiəs]
レイディアS

► 名 橈骨
複 radii
形 radial (橈骨の、橈側の) ▶ 例 radial groove (橈骨神経溝)　✚ 一般英語では「半径」の意味。

☐ 262
shaft of radius
[ʃǽft əv réidiəs]
シャFT / アV / レイディアS

► 名 橈骨体
= body of radius
L corpus radii

☐ 263
styloid process of radius
[stáilɔid práses əv réidiəs]
Sタイロイド / Pラセス / アV / レイディアS

► 名 橈骨茎状突起
L processus styloideus radii
✚ 形 styloid (茎状突起の、先が細くとがった) ▶ sty-lo- (茎状の)

☐ 264 ★　❶発音注意
ulna
[ʌ́lnə]
アLナ

► 名 尺骨
複 ulnae
形 ulnar (尺骨の)

☐ Day 17

Listen 》CD-34

☐ 265 ❶発音注意
ulnar notch
[ʌ́lnər nátʃ]
ア L ナー / ナチ

🔖 尺骨切痕
▸ **L** *incisura ulnaris*
➕ 🔖 notch（切痕）

☐ 266
coronoid process
[kɔ́ːrənɔ̀id práses]
コーラノイ D / P ラ セ S

🔖 鉤状突起
▸ ➕ 形 coronoid（烏口の、カラスのくちばし状の）

☐ 267 ❶発音注意
radial notch
[réidiəl nátʃ]
レイディア L / ナチ

🔖 橈骨切痕
▸ **L** *incisura radialis*
➕ 🔖 notch（切痕）

☐ 268 ★
carpal bones
[káːrpəl bóunz]
カーパ L / ボウン Z

🔖 手根骨
▸ **L** *ossa carpi*

☐ 269 ★
metacarpal bones
[mètəkάːrpəl bóunz]
メタカーパ L / ボウン Z

🔖 中手骨
▸ **L** *ossa metacarpi*

☐ 270
proximal phalanx
[práksəməl féilæŋks]
P ラ K サマ L / フェイラン GKS

🔖 基節骨
▸ ➕ 形 proximal（近位の）
➕ phalanx は手（指節骨）、足（趾節骨）いずれの指骨にも使われる。

☐ 271
middle phalanx
[mídl féilæŋks]
ミ DL / フェイラン GKS

🔖 中節骨
▸ ➕ 母指には中節骨はない。

☐ 272
distal phalanx
[dístl féilæŋks]
ディ STL / フェイラン GKS

🔖 末節骨
▸ ➕ 形 distal（遠位の）

Chapter 1

Chapter 2

Chapter 3

Chapter 4

Illustrations 257-272
Upper Extremity

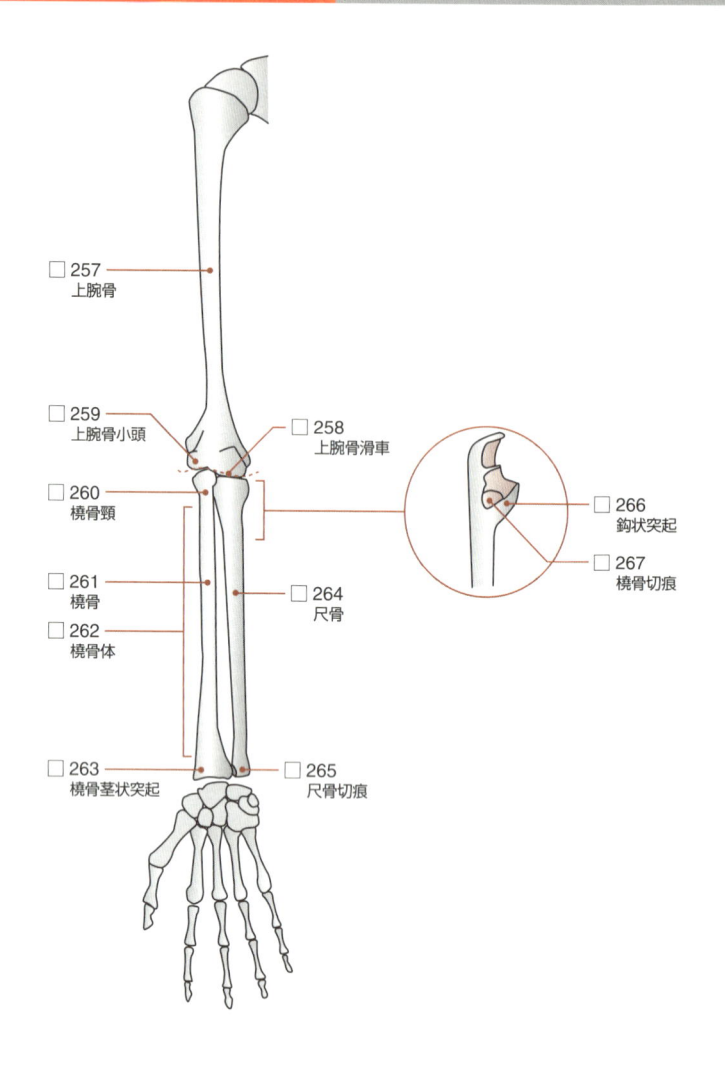

- 257 上腕骨
- 259 上腕骨小頭
- 258 上腕骨滑車
- 260 橈骨頸
- 261 橈骨
- 262 橈骨体
- 264 尺骨
- 266 鉤状突起
- 267 橈骨切痕
- 263 橈骨茎状突起
- 265 尺骨切痕

骨と筋肉にはラテン語由来の名称が多く難解だ。私もかつて苦しめられたものだ。

Chapter 1

Chapter 2

Chapter 3

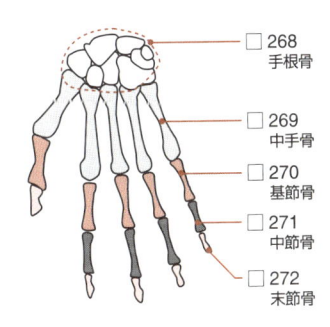

Chapter 4

- [ ] 268 手根骨
- [ ] 269 中手骨
- [ ] 270 基節骨
- [ ] 271 中節骨
- [ ] 272 末節骨

- [ ] 257 humerus
- [ ] 258 trochlea of humerus （上腕骨が、尺骨滑車切痕と接する面）
- [ ] 259 capitulum of humerus （上腕骨下端の球状隆起部分）
- [ ] 260 neck of radius （橈骨頭のすぐ下の細くなっている部分）
- [ ] 261 radius
- [ ] 262 shaft of radius （橈骨の中間にある三角柱状の部分）
- [ ] 263 styloid process of radius （橈骨の外側遠位端の鋭い突起）
- [ ] 264 ulna
- [ ] 265 ulnar notch （橈骨の遠位にある、尺骨と接する陥没面）
- [ ] 266 coronoid process （尺骨上部にある鋭い三角形の突出部分）
- [ ] 267 radial notch （尺骨の鉤状突起と橈骨との関節面）
- [ ] 268 carpal bones （手根に2列に並ぶ8個の骨から成る骨格）
- [ ] 269 metacarpal bones （5個の長骨から成る骨格）
- [ ] 270 proximal phalanx
- [ ] 271 middle phalanx
- [ ] 272 distal phalanx

Unit 4

☐ Day 18

Listen 》 CD-35

☐ 273 ★ ❶発音注意
biceps brachii (muscle)
[báiseps bréikiai (mʌ́sl)]
バイセPS / Bレイキアイ / (マSL)

名 上腕二頭筋
- **L** biceps (二頭の)
- 肘関節での前腕の屈曲、前腕の回外を行う。

☐ 274 ★ ❶発音注意
triceps brachii (muscle)
[tráiseps bréikiai (mʌ́sl)]
Tライセ PS / Bレイキアイ / (マSL)

名 上腕三頭筋
- **L** triceps (三頭の)
- 肘の伸展を行う。

☐ 275 ★ ❶発音注意
brachialis (muscle)
[brèikiéilis (mʌ́sl)]
Bレイキエイリ S / (マSL)

名 上腕筋
- 肘の屈曲を行う。

☐ 276 ❶発音注意
coracobrachialis muscle
[kɔ̀ːrəkoubreìkiéilis mʌ́sl]
コーラコウBレイキエイリ S / マSL

名 烏口腕筋
- coracobrachialis ▸ coraco- (烏口突起の)
- 上腕の内転、屈曲を行う。

☐ 277
anconeus muscle
[æŋkóuniəs mʌ́sl]
アンGコウニア S / マSL

名 肘筋
- anconeus ▸ ancon- (肘)

☐ 278 ★
supinator (muscle)
[súːpənèitər (mʌ́sl)]
スーパネイター / (マSL)

名 回外筋
- **動** supinate (〜を回外する)

☐ 279 ❶発音注意
pronator teres (muscle)
[pròunéitər tériːz (mʌ́sl)]
Pロウネイター / テリーZ / (マSL)

名 円回内筋
- **名** pronator (回内筋) ▸ **動** pronate (〜を回内する)
- **形** teres (円形で長い)

☐ 280
brachioradialis (muscle)
[breikioureidiéilis (mʌ́sl)]
Bレイキオウレイディエイリ S / (マSL)

名 腕橈骨筋
- brachio- (腕の) + **L** radialis (橈骨の)

□ Day 18

Listen))) CD-36

□ 281
extensor carpi radialis longus (muscle)
[iksténsər káːrpai rèidiéilis láŋɡəs (mʌ́sl)]
イKSテンサー / カーパイ / レイディエイリS / ランGがS / (マSL)

名 長橈側手根伸筋
▶ ⊕ 名 extensor（伸筋）▸ ⇔ flexor（屈筋）
⊕ L carpi（手根の）▸ 名 carpus（手根）
⊕ L radialis（橈側の）

□ 282
flexor carpi radialis (muscle)
[fléksər káːrpai rèidiéilis (mʌ́sl)]
FレKサー / カーパイ / レイディエイリS / (マSL)

名 橈側手根屈筋
▶ ⊕ 名 flexor（屈筋）▸ ⇔ extensor（伸筋）
⊕ L carpi（手根の）▸ 名 carpus（手根）
⊕ L radialis（橈側の）

□ 283
flexor carpi ulnaris (muscle)
[fléksər káːrpai ʌ́lnəris (mʌ́sl)]
FレKサー / カーパイ / アLナりS / (マSL)

名 尺側手根屈筋
▶ ⊕ 名 flexor（屈筋）
⊕ L carpi（手根の）▸ 名 carpus（手根）
⊕ L ulnaris（尺側の）

□ 284
extensor carpi ulnaris (muscle)
[iksténsər káːrpai ʌ́lnəris (mʌ́sl)]
イKSテンサー / カーパイ / アLナりS / (マSL)

名 尺側手根伸筋
▶ ⊕ 名 extensor（伸筋）▸ ⇔ 名 flexor（屈筋）
⊕ L carpi（手根の）▸ 名 carpus（手根）
⊕ L ulnaris（尺側の）

□ 285
extensor digiti minimi (muscle)
[ikstɛ́nsər dídʒəti mínimi (mʌ́sl)]
イKSテンサー / ディジャティ / ミニミ / (マSL)

名 小指伸筋
▶ ⊕ L digiti（指の）▸ 名 digitus（指）

□ 286 ★
extensor digitorum muscle
[iksténsər didʒitɔ́ːrəm mʌ́sl]
イKSテンサー / ディジトーラM / マSL

名（総）指伸筋
▶ ⊕ 名 extensor（伸筋）▸ ⇔ 名 flexor（屈筋）
⊕ L digitorum（指の）▸ 名 digitus（指）

□ 287
pronator quadratus (muscle)
[pròunéitər kwadréitəs (mʌ́sl)]
Pロウネイター / KワDレイタS / (マSL)

名 方形回内筋
▶ ⊕ L quadratus（方形の、四角形の）

□ 288
extensor retinaculum
[iksténsər rètənǽkjuləm]
イKSテンサー / レタナキュラM

名 伸筋支帯
▶ ⊕ 名 retinaculum（支帯、靭帯）▸ 複 retinacula

Illustrations 273-288
Upper Extremity

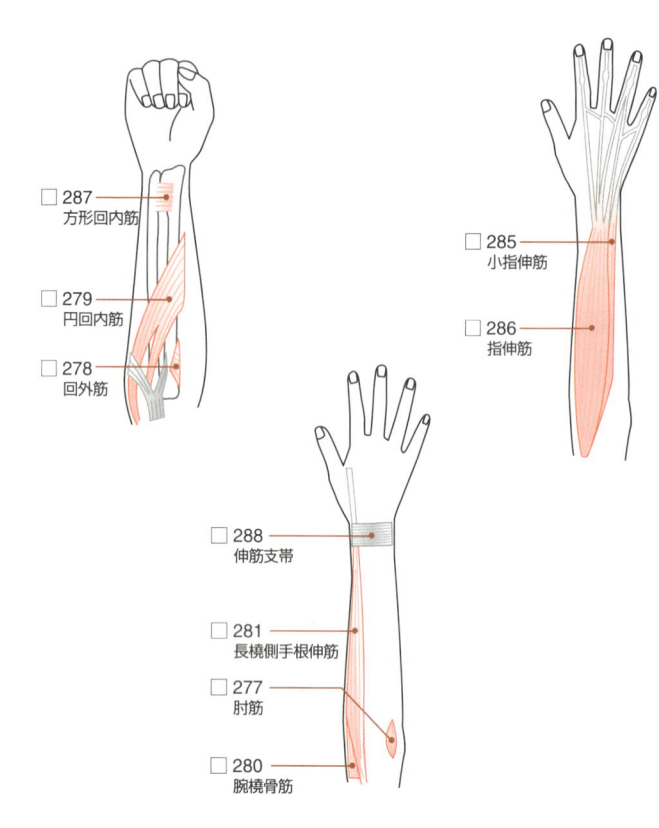

- 287 方形回内筋
- 279 円回内筋
- 278 回外筋

- 285 小指伸筋
- 286 指伸筋

- 288 伸筋支帯
- 281 長橈側手根伸筋
- 277 肘筋
- 280 腕橈骨筋

上肢の筋肉は複雑で手強いぞ。自分で筋肉に触れて確認しながら覚えるのもいい方法だ。

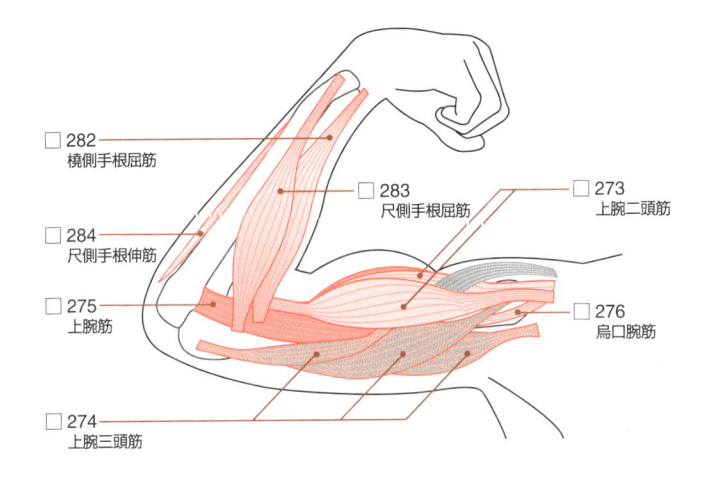

- 282 橈側手根屈筋
- 283 尺側手根屈筋
- 273 上腕二頭筋
- 284 尺側手根伸筋
- 275 上腕筋
- 276 烏口腕筋
- 274 上腕三頭筋

- ☐ 273 biceps brachii (muscle)
- ☐ 274 triceps brachii (muscle)
- ☐ 275 brachialis (muscle)（上腕前部の深層にある大きな筋肉）
- ☐ 276 coracobrachialis muscle（上腕前部の深層にある屈筋の一つ）
- ☐ 277 anconeus muscle
- ☐ 278 supinator (muscle)（前腕後部、深層の筋肉）
- ☐ 279 pronator teres (muscle)（前腕前部、浅層の筋肉）
- ☐ 280 brachioradialis (muscle)（前腕後部、浅層の筋肉）
- ☐ 281 extensor carpi radialis longus (muscle)
- ☐ 282 flexor carpi radialis (muscle)
- ☐ 283 flexor carpi ulnaris (muscle)
- ☐ 284 extensor carpi ulnaris (muscle)
- ☐ 285 extensor digiti minimi (muscle)
- ☐ 286 extensor digitorum muscle（母指以外の4本の指を動かす筋肉）
- ☐ 287 pronator quadratus (muscle)（前腕前部の最深層にある方形の筋肉）
- ☐ 288 extensor retinaculum

Unit 5

下肢
Lower Extremity

□ Day 19

Listen)) CD-37

□ 289 ★

femur

[fíːmər]
フィーマー

▶ 名 大腿骨、大腿
- 複 femora
- L os femoris
- ➕ 人体で最も長い骨。

□ 290 ★

head of femur

[héd əv fíːmər]
ヘD / アV / フィーマー

▶ 名 大腿骨頭
- L caput femoris
- ➕ 寛骨臼とともに股関節を作る球状の膨らみ。

□ 291 ★

greater trochanter

[gréitər troukǽntər]
Gレイター / Tロウキャンター

▶ 名 大転子
- L trochanter major
- ➕ 中臀筋、小臀筋が停止する大腿骨の隆起。

□ 292 ★ ❶発音注意

patella

[pətélə]
パテラ

▶ 名 膝蓋骨
- = kneecap 複 patellae
- 形 patellar (膝蓋骨の) ▸ 例 patellar reflex (膝蓋<腱>反射)

□ 293 ★ ❶発音注意

fibula

[fíbjulə]
フィビュラ

▶ 名 腓骨
- = calf bone、peroneal bone
- 形 fibular (腓骨の) ▸ 例 fibular artery (腓骨動脈)

□ 294 ★

tibia

[tíbiə]
ティビア

▶ 名 脛骨
- 複 tibiae
- 形 tibial (脛骨の) ▸ 例 tibial nerve (脛骨神経)

□ 295

lateral malleolus

[lǽtərəl məlíːələs]
ラタラL / マリーアラS

▶ 名 外果、外踝
- L malleolus lateralis ⇔ medial malleolus (内果)
- ➕ 形 lateral (外側の)
- ➕ 名 malleolus (果、踝) ▸ 複 malleoli

□ 296 ★

tarsal bone

[táːrsəl bóun]
ターサL / ボウン

▶ 名 足根骨
- = tarsals
- ➕ 形 tarsal (足根の) ▸ 名 tarsus (足根)

☐ Day 19

297 ★ ❶発音注意
talus
[téiləs]
ティラS

名 距骨
= ankle bone
複 tali

298 ★ ❶発音注意
calcaneus
[kælkéiniəs]
キャLケイニアS

名 踵骨
= calcaneum、heel bone
複 calcanei
➕ 最も大きい足根骨。

299
calcaneal tuberosity
[kælkéiniəl tjùːbərásəti]
キャLケイニアL / テューバラサティ

名 踵骨隆起
L tuber calcanei

300
navicular bone
[nəvíkjulər bóun]
ナヴィキュラー / ボウン

名 舟状骨
= navicular (bone を省いてもよい)
➕ **形** navicular (舟状の)

301 ❶発音注意
cuneiform bone
[kjúːnɪfɔ̀ːrm bóun]
キューニーアフォーM / ボウン

名 楔状骨
➕ **形** cuneiform (楔状の) ▶ **L** cuneus (楔)

302
arcus pedis
[áːrkəs píːdis]
アーカS / ピーディS

名 足弓
➕ 足の骨は体重の維持、歩行に適したアーチ状配列を取り、縦足弓と横足弓から成る。

303 ★
metatarsal bone
[mètətáːrsəl bóun]
メタターサL / ボウン

名 中足骨
➕ **形** metatarsal (中足の) ▶ meta- は「～の間、後」を表す接頭辞。
➕ 5つの長骨から成り、前方は趾節骨 (基節骨) へと続く。

304 ★ ❶発音注意
phalanx
[féilæŋks]
フェイランGKS

名 趾[指]節骨
複 phalanges

Illustrations 289-304
Lower Extremity

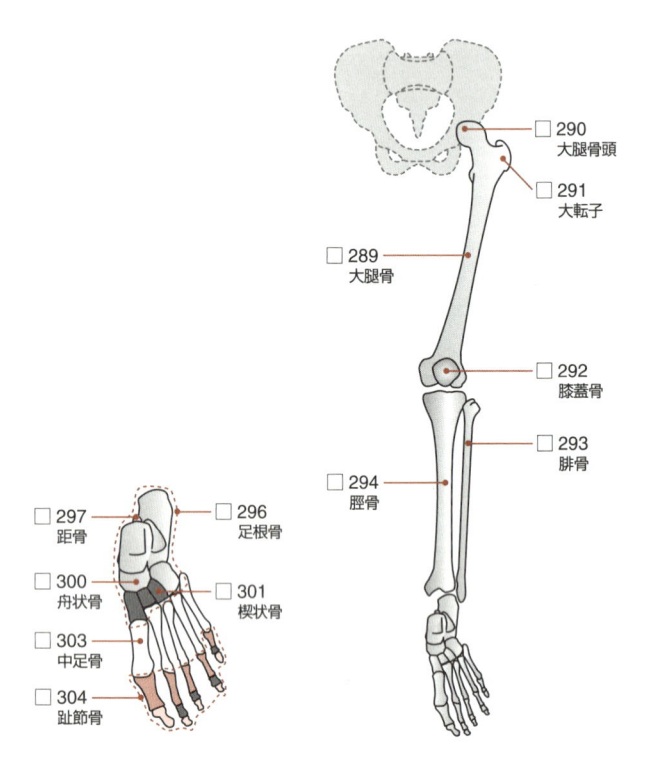

- 290 大腿骨頭
- 291 大転子
- 289 大腿骨
- 292 膝蓋骨
- 293 腓骨
- 294 脛骨

- 297 距骨
- 296 足根骨
- 300 舟状骨
- 301 楔状骨
- 303 中足骨
- 304 趾節骨

- ☐ 289 femur
- ☐ 290 head of femur
- ☐ 291 greater trochanter
- ☐ 292 patella (膝の前面を覆う骨)
- ☐ 293 fibula
- ☐ 294 tibia
- ☐ 295 lateral malleolus (腓骨の遠位端にある外側に出っ張った部分)
- ☐ 296 tarsal bone (距骨、踵骨、楔状骨、立方骨、舟状骨から成る足根部の骨格)
- ☐ 297 talus
- ☐ 298 calcaneus

最終的には、図を見ただけで部位の名前が英語で出てくるようになれば最高だね！

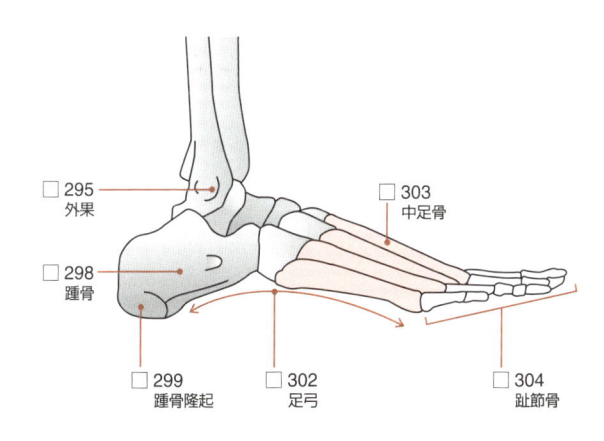

- ☐ 295 外果
- ☐ 298 踵骨
- ☐ 299 踵骨隆起
- ☐ 302 足弓
- ☐ 303 中足骨
- ☐ 304 趾節骨

- ☐ 299 **calcaneal tuberosity**（踵骨の後端の突出部分。いわゆる「かかと」）
- ☐ 300 **navicular bone**（足根部の内側にある骨）
- ☐ 301 **cuneiform bone**（足根部の最も遠位の骨。基節骨などと接する）
- ☐ 302 **arcus pedis**
- ☐ 303 **metatarsal bone**（足の基節骨と末節骨の間の骨）
- ☐ 304 **phalanx**

Unit 5

☐ Day 20

Listen 》CD-39

☐ 305 ★
quadriceps femoris (muscle)
[kwádrəsèps féməris (mʌ́sl)]
クワDラセPS / フェマリS / (マSL)

名 大腿四頭筋
- 内側広筋 [309]、中間広筋 [310]、大腿直筋 [311]、外側広筋 [312] を合わせて「大腿四頭筋」と呼ぶ。

☐ 306 ★
biceps femoris (muscle)
[báiseps féməris (mʌ́sl)]
バイセPS / フェマリS / (マSL)

名 大腿二頭筋
- L *biceps* (二頭の)
- L *femoris* (大腿の)

☐ 307 ★
sartorius (muscle)
[sɑːrtɔ́ːriəs (mʌ́sl)]
サートーリアS / (マSL)

名 縫工筋
- sartor- はラテン語で「裁縫師 (tailor)」の意味。

☐ 308
obturator externus (muscle)
[ɑ́btjuərèitər ikstə́ːnəs (mʌ́sl)]
アBテュアレイター / イKSターナS / (マSL)

名 外閉鎖筋
- L *obturator* (閉鎖の)

☐ 309
vastus medialis (muscle)
[væstəs miːdiéilis (mʌ́sl)]
ヴァSタS / ミーディエイリS / (マSL)

名 内側広筋
- 名 vastus (広筋)
- L *medialis* (内側の)

☐ 310
vastus intermedius (muscle)
[væstəs intərmíːdiəs (mʌ́sl)]
ヴァSタS / インターミーディアS / (マSL)

名 中間広筋
- 名 vastus (広筋)
- L *intermedius* (中間の)

☐ 311
rectus femoris (muscle)
[réktəs féməris (mʌ́sl)]
レKタS / フェマリS / (マSL)

名 大腿直筋
- L *rectus* (真っすぐな)
- L *femoris* (大腿の)

☐ 312
vastus lateralis (muscle)
[væstəs lætəréilis (mʌ́sl)]
ヴァSタS / ラタレイリS / (マSL)

名 外側広筋
- 名 vastus (広筋)
- L *lateralis* (外側の)

□ Day 20

Listen 》CD-40

□ 313
adductor magnus (muscle)
[ədʌ́ktər mǽgnəs (mʌ́sl)]
アダクター / マグナS / (マSL)

名 大内転筋
- ➕ 名 adductor（内転筋）▸ ⇔ abductor（外転筋）
- ➕ L magnus（大きい）
- ➕ 股関節の3つある内転筋の中で最も大きなもの。

□ 314 ★ ❶発音注意
gracilis (muscle)
[grǽsəlis (mʌ́sl)]
グラサリS / (マSL)

名 薄筋
- ➕ L gracilis（ほっそりした）

□ 315
tibialis anterior (muscle)
[tìbiéilis æntíəriər (mʌ́sl)]
ティビエイリS / アンティアリアー / (マSL)

名 前脛骨筋
- ➕ 形 anterior（前の）▸ ⇔ posterior（後の）
- ➕ 足の背屈（爪先を上に向けて反らす）、内反（内側に曲げる）を行う。

□ 316 ★
triceps surae (muscle)
[tráiseps sú:ri: (mʌ́sl)]
トライセPS / スーリー / (マSL)

名 下腿三頭筋
- ➕ L surae（ふくらはぎの）
- ➕ 腓腹筋の二腹とヒラメ筋を合わせた総称。アキレス腱となり踵骨隆起に停止する。

□ 317 ★
gastrocnemius (muscle)
[gæ̀strəkní:miəs (mʌ́sl)]
ギャSTラクニーミアS / (マSL)

名 腓腹筋
- ➕ gastro-（腹）+ L cnemius（脛の）
- ➕ 足の底屈（爪先を下に向けて反らす）を行う。

□ 318 ★
soleus (muscle)
[sóuliəs (mʌ́sl)]
ソウリアS / (マSL)

名 ヒラメ筋
- ➕ sole（足底；ヒラメ）[096]と同様にラテン語の solae に由来。
- ➕ 足の底屈を行う。

□ 319 ★ ❶発音注意
calcaneal tendon
[kælkéiniəl téndən]
キャLケイニアL / テンダン

名 踵骨腱
- L tendo calcaneus
- ➕ 形 calcaneal（踵骨の）▸ 名 calcaneus（踵骨）
- ➕ 歩行に重要な働きをする、人体中最大の腱。

□ 320
flexor digitorum brevis
[fléksər didʒitɔ́:rəm brevís]
FレKサー / ディジトーラM / Bレヴィs

名 短趾屈筋
- ➕ 名 flexor（屈筋）▸ ⇔ extensor（伸筋）
- ➕ L brevis（短い）
- ➕ 第2～第5趾を屈曲させるときに使う。

Illustrations 305-320
Lower Extremity

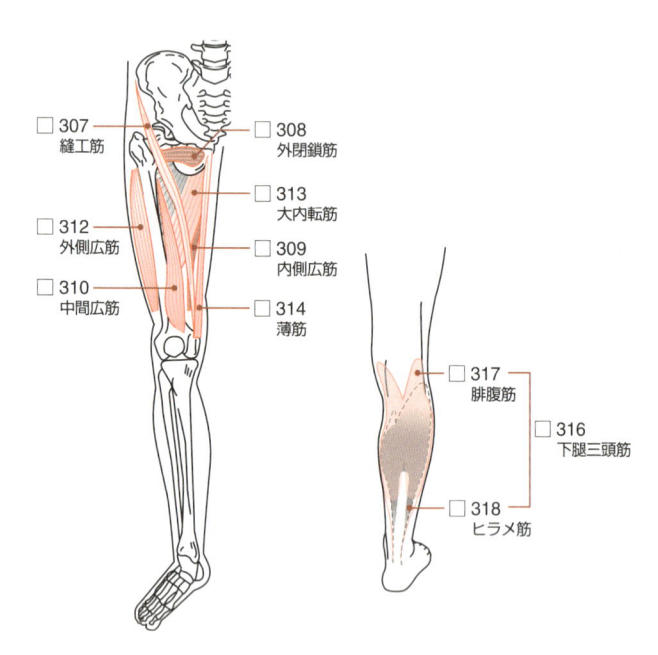

- 307 縫工筋
- 308 外閉鎖筋
- 313 大内転筋
- 312 外側広筋
- 309 内側広筋
- 310 中間広筋
- 314 薄筋
- 317 腓腹筋
- 316 下腿三頭筋
- 318 ヒラメ筋

- 305 **quadriceps femoris (muscle)**
- 306 **biceps femoris (muscle)** (大腿後部にある膝関節の伸筋)
- 307 **sartorius (muscle)**
- 308 **obturator externus (muscle)**
- 309 **vastus medialis (muscle)** (大腿四頭筋の最も内側にある筋肉)
- 310 **vastus intermedius (muscle)** (大腿四頭筋の中間にある筋肉)
- 311 **rectus femoris (muscle)**
- 312 **vastus lateralis (muscle)** (大腿四頭筋の最も外側にある筋肉)
- 313 **adductor magnus (muscle)**
- 314 **gracilis (muscle)**

骨や筋肉の名称は医学英語学習の最初の関門じゃ。しっかりと基礎を固めよう。

Chapter 1

Chapter 2

Chapter 3

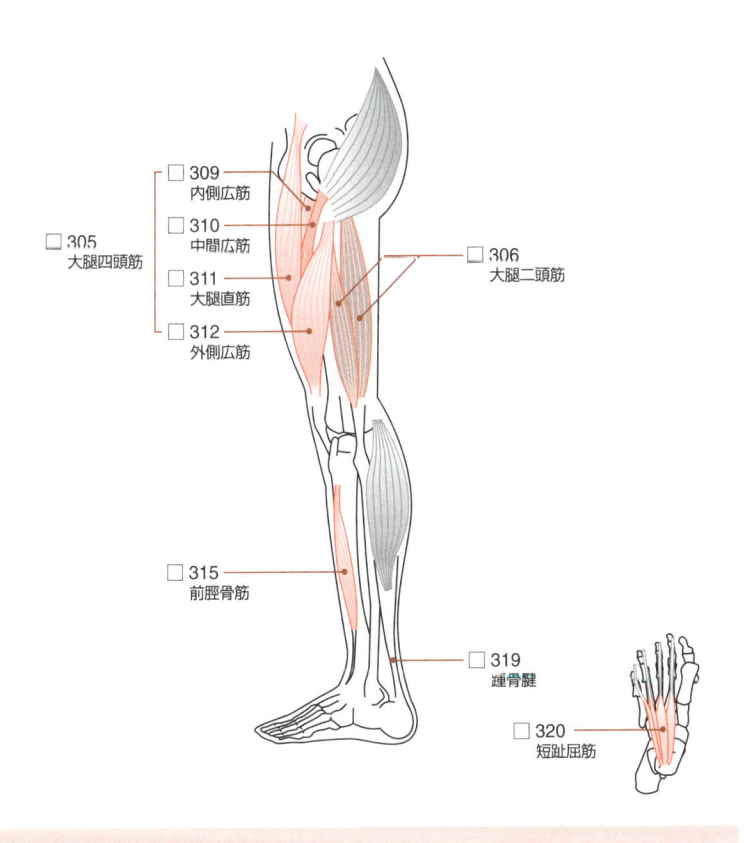

Chapter 4

- 305 大腿四頭筋
- 309 内側広筋
- 310 中間広筋
- 311 大腿直筋
- 312 外側広筋
- 306 大腿二頭筋
- 315 前脛骨筋
- 319 踵骨腱
- 320 短趾屈筋

- 315 tibialis anterior (muscle)
- 316 triceps surae (muscle) (いわゆる「ふくらはぎ」の筋肉)
- 317 gastrocnemius (muscle)
- 318 soleus (muscle) (脛骨と腓骨の間に張った紡錘形の筋肉)
- 319 calcaneal tendon (いわゆる「アキレス腱」)
- 320 flexor digitorum brevis (足の最も表層にある筋肉)

知っておきたい 医学用語トリビア❷

ここでは、Chapter 2で学習した医学用語にまつわる豆知識や知っておくとためになる情報を紹介します。

「á」は「エイ」と気合を入れて！

f oramen (孔) を「フォラーメン」のように発音していませんか？ 発音記号にもあるように、アクセントのある a は「エイ」と力強く発音されます。このポイントに注意すれば、自然な英語らしい発音になります。

以下にこのChapterで学習した a にアクセントがある語をいくつか抜き出しましたので、発音してみましょう。

単語の学習をする際、foramen を綴りの通りに「フォラーメン」のように「ローマ字読み」してしまいがちですが、それでは正しい発音は身に付きません。本書では、全ての学習語に発音記号と "Dr. Rei's Phonetic Symbols" を付けています。それを参考に発音して、「ローマ字読み」のクセを直しましょう。

- 175：foramen [fɔːréimən] (孔)
  「フォーレイマン」
- 183：levator [livéitər] (挙筋)
  「リヴェイター」
- 201：sacrum [séikrəm] (仙骨)
  「セイKラM」
- 260：radius [réidiəs] (橈骨)
  「レイディアS」
- 274：triceps brachii [tráiseps bréikiai] (上腕三頭筋)
  「TライセPS / BレイキアイI」
- 297：talus [téiləs] (距骨)
  「テイラS」

2頭、3頭、4頭……合わせて何頭？

b iceps (二頭筋)、triceps (三頭筋)、quadriceps (四頭筋) は、骨格筋のかたまりを数えて名前にしたものです。

以下の図を参考に、それぞれの筋肉のかたまりの位置を整理してみましょう。実は、これらの筋肉の名前の中には、仔ウシが三頭、双子が一組、そしてヒラメが一尾隠れていることに気付きましたか？

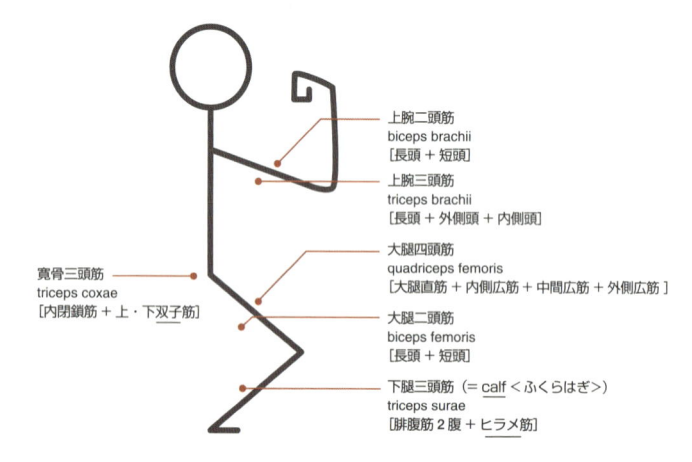

- 上腕二頭筋
  biceps brachii
  [長頭 + 短頭]
- 上腕三頭筋
  triceps brachii
  [長頭 + 外側頭 + 内側頭]
- 寛骨三頭筋
  triceps coxae
  [内閉鎖筋 + 上・下双子筋]
- 大腿四頭筋
  quadriceps femoris
  [大腿直筋 + 内側広筋 + 中間広筋 + 外側広筋]
- 大腿二頭筋
  biceps femoris
  [長頭 + 短頭]
- 下腿三頭筋 (= calf ＜ふくらはぎ＞)
  triceps surae
  [腓腹筋 2 腹 + ヒラメ筋]

Chapter 3

脳・神経・脈管系
Brain, Nervous and Vascular Systems

Unit 1 脳
▶ [321-352]

Unit 2 神経系
▶ [353-384]

Unit 3 感覚器
▶ [385-416]

Unit 4 脈管系 ①
▶ [417-448]

Unit 5 脈管系 ②
▶ [449-480]

Introduction

脳・神経系には、中枢神経として大脳、小脳、脊髄が、末梢神経として脳神経や身体各部に分布する神経が含まれます。特に、12対の脳神経（373～384）は、位置も含め、番号順にまとめて覚えるようにしましょう。

感覚器としては、五感のうち「触覚」以外、すなわち眼（視覚）、耳（聴覚）、鼻（嗅覚）および口（味覚）を見ていきます。

また、「脈管」とは、動脈と静脈を併せた血管およびリンパ管を指します。ここでは、各臓器内の微小な脈管ではなく、身体全体の中で特に重要な血管やリンパ管について学習していきます。そのほか、血管内を流れる血液の血球成分やリンパ節内の構造名称も学びましょう。

Brain, Nervous and Vascular Systems

Unit 1

脳
Brain

☐ Day 21

Listen 》CD-41

☐ 321
encephalon

[enséfəlàn]
エン**セ**ファラン

▶ **名** 脳
= brain **複** encephala
● **G** *enkephalos* に由来し、「頭 (kephalé) の中 (en-) にあるもの」という意味。

☐ 322 ★ ❶発音注意
cerebrum

[sərí:brəm]
サリーB**ラ**M

▶ **名** 大脳
複 cerebra、cerebrums
● アクセントは [sérəbrəm] でもよい。

☐ 323 ★ ❶発音注意
cerebral hemisphere

[sərí:brəl hémisfìər]
サリーB**ラ**L / **ヘ**ミSフィアー

▶ **名** 大脳半球
= hemispherium cerebri
● **形** cerebral (大脳の) ● **名** hemisphere (半球) ▶ hemi- (半分の) + **名** sphere (球)

☐ 324 ★ ❶発音注意
longitudinal cerebral fissure

[làndʒitjú:dinl sərí:brəl fíʃər]
ランジ**テュー**ディNL / サリーB**ラ**L / **フィ**シャー

▶ **名** 大脳縦裂
L *fissura longitudinalis cerebri*
● **形** longitudinal (縦の)
● **名** fissure (裂 <溝>)

☐ 325
precentral sulcus

[pri:séntrəl sʌ́lkəs]
Pリー**セ**ンTラL / **サ**LカS

▶ **名** 中心前溝
L *sulcus precentralis*
● **名** sulcus (溝) ▶ **複** sulci [sʌ́lkɑi]

☐ 326 ❶発音注意
precentral gyrus

[pri:séntrəl dʒáiərəs]
Pリー**セ**ンTラL / **ジャ**イアラS

▶ **名** 中心前回
L *gyrus precentralis* ● **形** precentral (中心前の) ▶ pre- (前方の) + **形** central (中心の) ● **名** gyrus (脳回<溝の間の大脳皮質のヒダ>) ▶ **複** gyri

---

☐ 327 ★
central sulcus

[séntrəl sʌ́lkəs]
センTラL / **サ**LカS

▶ **名** 中心溝
= Rolando fissure (ローランド溝)
L *sulcus centralis*

☐ 328
postcentral sulcus

[poustséntrəl sʌ́lkəs]
ボウST**セ**ンTラL / **サ**LカS

▶ **名** 中心後溝
L *sulcus postcentralis*
● **形** postcentral (中心後回の) ▶ post- (後方の) + **形** central (中心の)

☐ Day 21

Listen)) CD-42

☐ 329 ★
frontal lobe

[frʌ́ntl lóub]
Fランटし / ロウB

名 前頭葉
- *lobus frontalis*
- ➕形 frontal（前頭の）
- ➕名 lobe（葉）

☐ 330 ★ ❶発音注意
parietal lobe

[pəráiətl lóub]
パライアTし / ロウB

名 頭頂葉
- *lobus parietalis*
- ➕形 parietal（頭頂の）

☐ 331 ★
occipital lobe

[ɑksípitl lóub]
アKシピTし / ロウB

名 後頭葉
- *lobus occipitalis*
- ➕形 occipital（後頭の）

☐ 332 ★
lateral sulcus

[lǽtərəl sʌ́lkəs]
ラタラし / サしカS

名 外側溝
- = sylvian fissure（シルヴィウス裂）
- *sulcus lateralis*
- ➕形 lateral（外側の）

☐ 333 ★
temporal lobe

[témpərəl lóub]
テMパラし / ロウB

名 側頭葉
- *lobus temporalis*
- ➕形 temporal（側頭の）

☐ 334 ★ ❶発音注意
cerebellum

[sèrəbéləm]
セラベラM

名 小脳
- 複 cerebella
- 形 cerebellar（小脳の）▶例 cerebellar tonsil（小脳扁桃）

☐ 335 ★
pons

[pάnz]
パンZ

名 橋
- = pons cerebelli（脳橋）
- 複 pontes

☐ 336 ★ ❶発音注意
medulla oblongata

[mədʌ́lə ὰblɔːŋgάːtə]
マダラ / アBローンGガータ

名 延髄
- = oblongata、myelencephalon（髄脳）

Brain

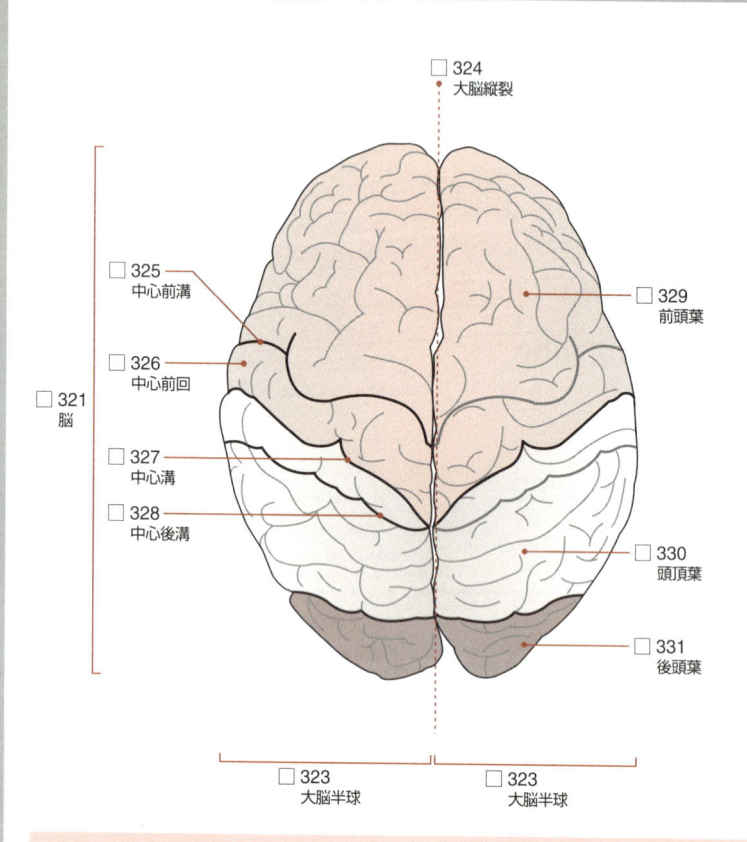

- 324 大脳縦裂
- 325 中心前溝
- 326 中心前回
- 321 脳
- 327 中心溝
- 328 中心後溝
- 329 前頭葉
- 330 頭頂葉
- 331 後頭葉
- 323 大脳半球
- 323 大脳半球

- 321 **encephalon**
- 322 **cerebrum**（脳の大脳皮質と基底核を含む範囲）
- 323 **cerebral hemisphere**
- 324 **longitudinal cerebral fissure**（大脳半球を左右に分ける深い溝）
- 325 **precentral sulcus**（中心溝 [327] の前方を平行して走る大脳溝）
- 326 **precentral gyrus**（中心溝と中心前溝の間にある回旋状の隆起）
- 327 **central sulcus**（前頭葉 [329] と頭頂葉 [330] の境界となる大脳溝）
- 328 **postcentral sulcus**（中心溝の後方を平行して走る大脳溝）
- 329 **frontal lobe**（大脳半球の中心溝より前の部分）

ここから後半戦じゃ。気分を新たにして頑張ってほしい！

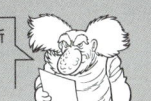

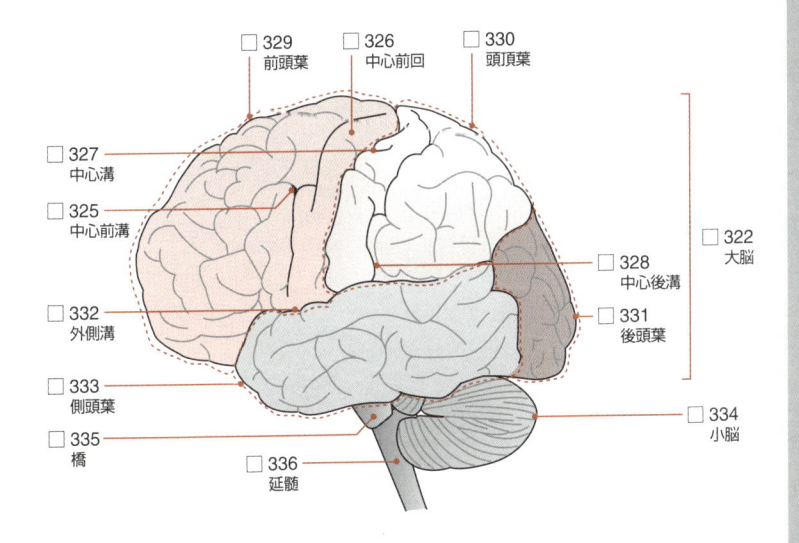

- 329 前頭葉
- 326 中心前回
- 330 頭頂葉
- 327 中心溝
- 325 中心前溝
- 322 大脳
- 328 中心後溝
- 332 外側溝
- 331 後頭葉
- 333 側頭葉
- 334 小脳
- 335 橋
- 336 延髄

- 330 **parietal lobe**（大脳半球の前頭葉と後頭葉の間の部分）
- 331 **occipital lobe**
- 332 **lateral sulcus**（腹側では側頭葉と前頭葉、背側では側頭葉と頭頂葉を隔てる大脳溝）
- 333 **temporal lobe**
- 334 **cerebellum**（橋［335］と延髄［336］の後ろにある脳塊）
- 335 **pons**（中脳［346］と延髄の間の脳幹［347］部で、小脳の前側にある）
- 336 **medulla oblongata**（脳幹の一部で最も下方に位置する）

Unit 1

☐ Day 22

Listen)) CD-43

☐ 337
pallium
[pǽliəm]
パリアM

名 外套
= cerebral cortex
⊕ pallium は「大脳皮質とその下の組織をまとめたもの」を表す。

☐ 338 ★
cerebral cortex
[sərí:brəl kɔ́:rteks]
サリーBラL / コーテKS

名 大脳皮質
≒ gray matter (灰白質)　ⓛ cortex cerebri
⊕ 名 cortex (皮質) ▸ 複 cortices

☐ 339 ★　❶発音注意
cerebral medullary substance
[sərí:brəl médəlèri sʌ́bstəns]
サリーBラL / メダレリ / サBSタンS

名 大脳髄質
≒ white matter (白質)
ⓛ substantia medullaris cerebri
⊕ 神経線維が多く含まれ、皮質に比べて白く見える。

☐ 340 ★　❶発音注意
cingulate gyrus
[síŋgulət dʒáiərəs]
シンGグラT / ジャイアラS

名 帯状回
ⓛ gyrus cinguli
⊕ ⓛ cingulate (帯状の)
⊕ 名 gyrus (脳回) ▸ 複 gyri

☐ 341 ★
corpus callosum
[kɔ́:rpəs kəlóusəm]
コーパS / カロウサM

名 脳梁
= commissure of cerebral hemispheres
⊕ ⓛ callosum (脳梁の)

☐ 342 ★　❶発音注意
diencephalon
[dàienséfəlàn]
ダイエンセファラン

名 間脳
複 diencephala
⊕ dia- (〜を通って) + 名 encephalon (脳)

☐ 343 ★
thalamus
[θǽləməs]
θアラマS

名 視床
複 thalami
⊕ ⓖ thalamos (ベッド、寝床) に由来。

☐ 344 ★
hypothalamus
[hàipouθǽləməs]
ハイポウθアラマS

名 視床下部
⊕ hypo- (下方の) + 名 thalamus (視床)

☐ Day 22

Listen 》CD-44

☐ 345 ❶発音注意
septum pellucidum
[séptəm pəlú:sidəm]
セプタM / パルーシダM

名 透明中隔
- 名 septum（中隔）▶ 複 septa
- L pellucidum（透明の）

☐ 346 ★ ❶発音注意
mesencephalon
[mesənséfəlɑn]
メサンセファラン

名 中脳
- mes-（中間の）+ 名 encephalon（脳）

☐ 347 ★
brain stem
[bréin stém]
Bレイン / SテM

名 脳幹
- = brainstem
- L truncus encephali

☐ 348 ★
basal ganglia
[béisəl gæŋgliə]
ベイサL / ギャンGリア

名 大脳基底核
- = basal nuclei
- L nuclei basales
- ganglia ▶ 名 ganglion（神経節）の複数形。

☐ 349 ★
amygdaloid body
[əmígdələid bádi]
アミGダロイD / バディ

名 扁桃体
- L amygdaloid complex
- 形 amygdaloid（扁桃様の、アーモンドの形に似た）

☐ 350 ★
caudate nucleus
[kɔ́:deit njú:kliəs]
コーデイT / ニューKリアS

名 尾状核
- L nucleus caudatus
- 形 caudate（尾状の）

☐ 351 ★
lentiform nucleus
[léntəfɔ:rm njú:kliəs]
レンタフォーM / ニューKリアS

名 レンズ核
- L nucleus lentiformis
- 形 lentiform（レンズ状の）▶ = lenticular
- 名 nucleus（神経核、神経細胞群のこと）

☐ 352 ★ ❶発音注意
hippocampus
[hìpoukǽmpəs]
ヒポウキャMパS

名 海馬
- 形 hippocampal（海馬の）▶ 例 hippocampal sulcus（海馬溝）

Chapter 1
Chapter 2
Chapter 3
Chapter 4

Brain

Illustrations 337-352

- 340 帯状回
- 338 大脳皮質
- 339 大脳髄質
- 337 外套
- 341 脳梁
- 345 透明中隔
- 343 視床
- 344 視床下部
- 342 間脳
- 346 中脳
- 347 脳幹

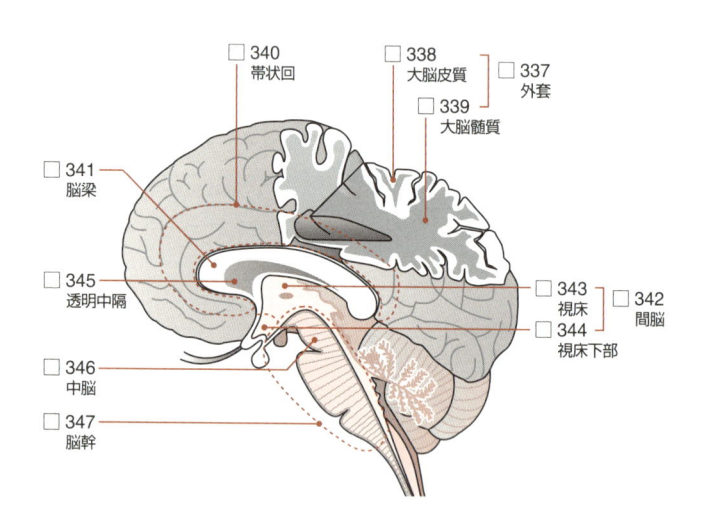

- 337 **pallium**（大脳皮質とその下層の組織を合わせた総称）
- 338 **cerebral cortex**（大脳外套にある灰白質のこと）
- 339 **cerebral medullary substance**
- 340 **cingulate gyrus**（大脳半球の内側面にある、脳梁 [341] をアーチ状にまたぐ大脳回）
- 341 **corpus callosum**（左右の大脳皮質を連結する。交連神経線維から成る）
- 342 **diencephalon**（大脳半球と脳幹 [347] の間に位置する）
- 343 **thalamus**（間脳の背側にある灰白質の領域）
- 344 **hypothalamus**（脳内の最下部。下方は下垂体 [515] に連なる）

新しい記憶は海馬に保存される。海馬を鍛えれば記憶力もアップするぞ！

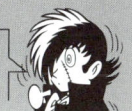

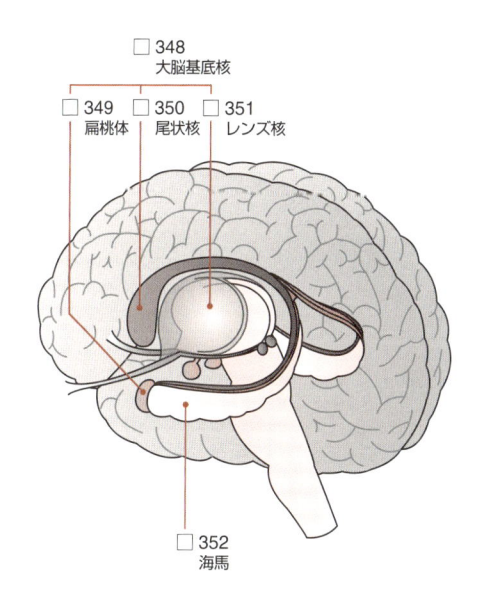

- □ 348 大脳基底核
- □ 349 扁桃体
- □ 350 尾状核
- □ 351 レンズ核
- □ 352 海馬

- □ 345 **septum pellucidum**（側脳室と脳外部とを隔てる膜）
- □ 346 **mesencephalon**（間脳の後方、小脳と橋の上方にある）
- □ 347 **brain stem**（延髄、橋、中脳、間脳を合わせた総称。間脳を含まない場合もある）
- □ 348 **basal ganglia**（扁桃体［349］、尾状核［350］、レンズ核［361］を含む神経節群）
- □ 349 **amygdaloid body**（側頭葉前方の内部にある、アーモンドの形に似た神経核の複合体）
- □ 350 **caudate nucleus**（細長い灰白質の塊）
- □ 351 **lentiform nucleus**（大脳半球の中心にある大きな円錐状の灰白質）
- □ 352 **hippocampus**

Unit 2 神経系
Nervous System

□ Day 23

Listen)) CD-45

□ 353 ★
nerve
[nə́ːrv]
ナーV

▶ 名 神経
L nervus
形 nervous (神経の) ▶ 例 nervous system (神経系)

□ 354 ★
central nervous system [CNS]
[séntrəl nə́ːrvəs sístəm]
セNTラL / ナーヴァS / シSタM

▶ 名 中枢神経系
L pars centralis systematis nervosi
⊕ 形 central (中枢の) ▶ ⇔ peripheral (末梢の)
⊕ 脳と脊髄を指す。

□ 355 ★ ❶発音注意
peripheral nervous system [PNS]
[pərifərəl nə́ːrvəs sístəm]
パリファラL / ナーヴァS / シSタM

▶ 名 末梢神経系
L pars peripherica systematis nervosi
⊕ 形 peripheral (末梢の) ▶ ⇔ central (中枢の)
⊕ 中枢神経系と末梢諸器官を結ぶ神経の総称。

□ 356 ★
cranial nerves
[kréiniəl nə́ːrvz]
KレイニアL / ナーVZ

▶ 名 脳神経
L nervi craniales
⊕ 形 cranial (頭蓋の) ⊕ 脳から直接発生して頭蓋骨を通過する12対の末梢神経。

□ 357 ★
autonomic nerve
[ɔ̀ːtənámik nə́ːrv]
オータナミK / ナーV

▶ 名 自律神経
L nervus autonomicus
⊕ 形 autonomic (自律神経の) ▶ 形 autonomy (自律性、自らの判断で動くこと)

□ 358 ★
somatic nerve
[soumǽtik nə́ːrv]
ソウマティK / ナーV

▶ 名 体性神経
⇔ autonomic nerve (自律神経)
⊕ 形 somatic (体性の)
⊕ 感覚・運動に関与する末梢神経の総称。

□ 359 ★
sympathetic nerve
[sìmpəθétik nə́ːrv]
シMパθエティK / ナーV

▶ 名 交感神経
⊕ 形 sympathetic (交感神経の)
⊕「交感」とは複数の臓器や身体の部分間の相互関係を指す言葉。

□ 360 ★
parasympathetic nerve
[pæ̀rəsimpəθétik nə́ːrv]
パラシMパθエティK / ナーV

▶ 名 副交感神経
⊕ 形 parasympathetic (副交感神経の)
⊕ para- は「2個を対として持つ」という意味。すなわち交感神経の対として副交感神経がある。

☐ Day 23

Listen 》CD-46

☐ 361 ★
spinal nerves
[spáinl nə́:rvz]
ス**パ**ィNL / **ナ**ーVZ

▶ 名 脊髄神経
- L nervi spinales
- ⊕ 形 spinal (脊髄の、脊椎の)

☐ 362 ★
sensory nerve
[sénsəri nə́:rv]
センサリ / **ナ**ーV

▶ 名 感覚神経、知覚神経
- L nervus sensorius
- ⊕ 形 sensory (感覚の、知覚の)

☐ 363 ★
motor nerve
[móutər nə́:rv]
モウター / **ナ**ーV

▶ 名 運動神経
- ⊕ 形 motor (運動の)

☐ 364 ★
cervical nerves
[sə́:rvikəl nə́:rvz]
サーヴィカL / **ナ**ーVZ

▶ 名 頸神経 [C1〜C8]
- L nervi cervicales
- ⊕ 形 cervical (頸の) ▶ 名 cervix (頸)

☐ 365 ★ ❶発音注意
thoracic nerves
[θɔːræsik nə́:rvz]
θォー**ラ**シK / **ナ**ーVZ

▶ 名 胸神経 [T1〜T12]
- L nervi thoracici
- ⊕ 形 thoracic (胸部の) ▶ 名 thorax (胸郭)

☐ 366 ★
lumbar nerves
[lʌ́mbər nə́:rvz]
ラMバー / **ナ**ーVZ

▶ 名 腰神経 [L1〜L5]
- L nervi lumbales
- ⊕ 形 lumbar (腰の、腰椎の)

☐ 367 ★ ❶発音注意
sacral nerves
[séikrəl nə́:rvz]
セィKラL / **ナ**ーVZ

▶ 名 仙骨神経 [S1〜S5]
- L nervi sacrales
- ⊕ 形 sacral (仙骨の) ▶ 名 sacrum (仙骨)

☐ 368 ★ ❶発音注意
coccygeal nerve
[kɑksídʒiəl nə́:rv]
カK**シ**ジァL / **ナ**ーV

▶ 名 尾骨神経 [Co]
- L nervus coccygeus
- ⊕ 形 coccygeal (尾骨の) ▶ 名 coooyx (尾骨)

Chapter 1
Chapter 2
Chapter 3
Chapter 4

Nervous System

Illustrations 353-368

- ☐ 353 神経
- ☐ 354 中枢神経系
- ☐ 355 末梢神経系
- ☐ 356 脳神経[Ⅰ〜Ⅻ]
- ☐ 357 自律神経
- ☐ 359 交感神経
- ☐ 360 副交感神経

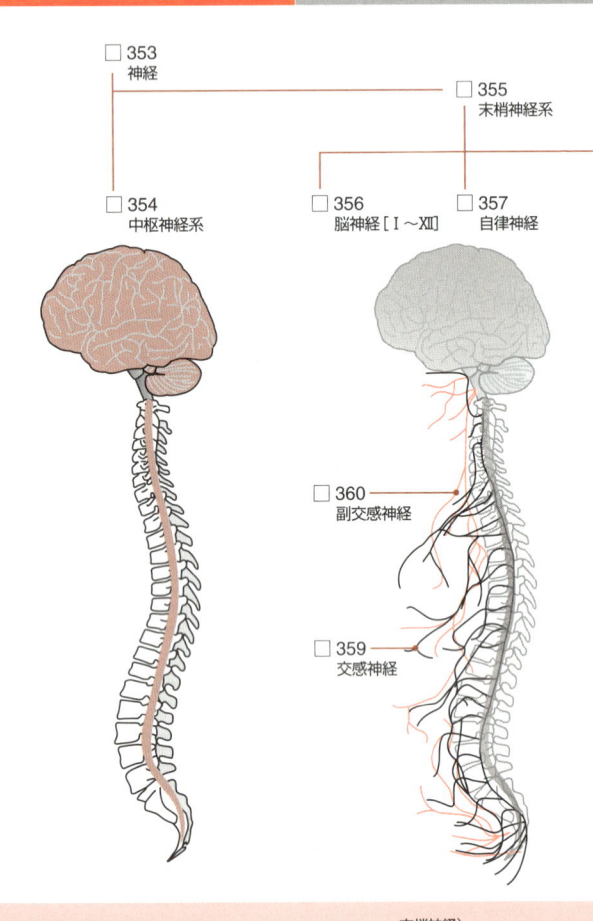

- ☐ 353 nerve
- ☐ 354 central nervous system [CNS]（脳と脊髄を含む神経系）
- ☐ 355 peripheral nervous system [PNS]
- ☐ 356 cranial nerves（脳から出る12対の末梢神経）
- ☐ 357 autonomic nerve（諸器官の自律機能にかかわる神経の総称）
- ☐ 358 somatic nerve（感覚、随意運動にかかわる神経の総称）
- ☐ 359 sympathetic nerve

神経系を分類するとこうなるのだ。脳神経が末梢神経に分類されることは知っていたかな？

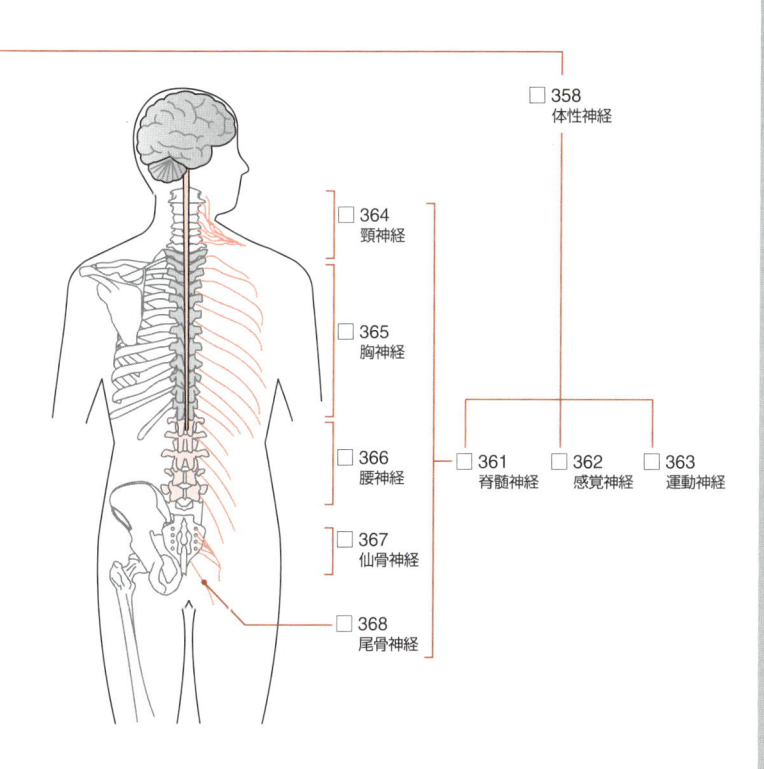

- 358 体性神経
- 364 頸神経
- 365 胸神経
- 366 腰神経
- 367 仙骨神経
- 368 尾骨神経
- 361 脊髄神経
- 362 感覚神経
- 363 運動神経

- ☐ 360 **parasympathetic nerve**
- ☐ 361 **spinal nerves**（脊髄から出る31対の末梢神経）
- ☐ 362 **sensory nerve**
- ☐ 363 **motor nerve**
- ☐ 364 **cervical nerves**
- ☐ 365 **thoracic nerves**（運動神経と感覚神経から成る12対の脊髄神経）
- ☐ 366 **lumbar nerves**
- ☐ 367 **sacral nerves**
- ☐ 368 **coccygeal nerve**（最下部にある脊髄神経）

Unit 2

☐ Day 24

Listen))) CD-47

☐ 369 ★
neuron
[njúərɑn]
ニュアラン

名 ニューロン、神経単位
- 形 neuronal (ニューロンの、神経単位の)

☐ 370 ★
dendrite
[déndrait]
デンDライT

名 樹状突起
- = dendritic process、neurodendrite
- 形 dendritic (樹状の) ▶ 例 dendritic cell (樹状細胞)

☐ 371 ★
axon
[æksɑn]
アKサン

名 軸索、神経線維
- 形 axonal (軸索の) ▶ 例 axonal degeneration (軸索変性)

☐ 372 ★
synapse
[sínæps]
シナPS

名 シナプス
- ⊕ 神経細胞間の情報伝達のための接合装置。

☐ 373 ★
olfactory nerve
[ɑlfǽktəri nə́:rv]
アLファKタリ / ナーV

名 嗅神経 [第Ⅰ脳神経]
- L *nervus olfactorii*
- ⊕ 形 olfactory (嗅覚の)

☐ 374 ★
optic nerve
[ɑ́ptik nə́:rv]
アPティK / ナーV

名 視神経 [第Ⅱ脳神経]
- L *nervus opticus*
- ⊕ 形 optic (視覚の、眼の) ▶ = optical

☐ 375 ★
oculomotor nerve
[ɑ̀kjuloumóutər nə́:rv]
アキュロウモウター / ナーV

名 動眼神経 [第Ⅲ脳神経]
- L *nervus oculomotorius*
- ⊕ 形 oculomotor (動眼の、眼球運動の) ▶ oculo- (眼) + 形 motor (運動の)

☐ 376 ★　　　❶発音注意
trochlear nerve
[trɑ́kliər nə́:rv]
TラKリアー / ナーV

名 滑車神経 [第Ⅳ脳神経]
- L *nervus trochlearis*
- ⊕ 形 trochlear (滑車の) ▶ 名 trochlea (滑車)

Listen))) CD-48

□ 377 ★ ❶発音注意
trigeminal nerve

[traidʒémənl nə́ːrv]
トライジェマNL / ナーV

▶ 名 三叉神経（さんさしんけい）[第Ⅴ脳神経]
L *nervus trigeminus*
⊕ 眼神経、上顎神経、下顎神経の3枝に分かれる。

□ 378 ★ ❶発音注意
abducens nerve

[æbdjúːsenz nə́ːrv]
アBデューセンZ / ナーV

▶ 名 外転神経（がいてんしんけい）[第Ⅵ脳神経]
= abducent nerve
L *nervus abducens*
⊕ 形 abducens（外転の）▶ 名 abduction（外転）

□ 379 ★
facial nerve

[féiʃəl nə́ːrv]
フェイシャL / ナーV

▶ 名 顔面神経（がんめんしんけい）[第Ⅶ脳神経]
L *nervus facialis*

□ 380 ★ ❶発音注意
vestibulocochlear nerve

[vestíbjuloukɔ́klir nə́ːrv]
ヴェSティビュロウコKリアー / ナーV

▶ 名 内耳神経（ないじしんけい）[第Ⅷ脳神経]
L *nervus vestibulocochlearis*
⊕ 形 vestibulocochlear（前庭蝸牛の）▶ vestibulo-（前庭）+ 形 cochlear（蝸牛の）

□ 381 ★
glossopharyngeal nerve

[glàsoufərínd ʒiəl nə́ːrv]
GラソウファリンジアL / ナーV

▶ 名 舌咽神経（ぜついんしんけい）[第Ⅸ脳神経]
L *nervus glossopharyngeus*
⊕ glossopharyngeal ▶ glosso-（舌、言語）+ 形 pharyngeal（咽頭の）

□ 382 ★ ❶発音注意
vagus nerve

[véigəs nə́ːrv]
ヴェイガS / ナーV

▶ 名 迷走神経（めいそうしんけい）[第Ⅹ脳神経]
L *nervus vagus*
⊕ vagus ▶ 形 vagal（迷走神経の）▶ 例 vagal bradycardia（迷走神経性徐脈）

□ 383 ★
accessory nerve

[æksésəri nə́ːrv]
アKセサリ / ナーV

▶ 名 副神経（ふくしんけい）[第Ⅺ脳神経]
L *nervus accessorius*
⊕ 形 accessory（副の、付属の）
⊕ 迷走神経（Ⅹ）に付随して走る神経。

□ 384 ★
hypoglossal nerve

[hàipouglásəl nə́ːrv]
ハイポウGラサL / ナーV

▶ 名 舌下神経（ぜっかしんけい）[第Ⅻ脳神経]
L *nervus hypoglossus*
⊕ 形 hypoglossal（舌下の）▶ hypo-（下方の）+ 形 glossal（舌の）

Illustrations 369-384
Nervous System

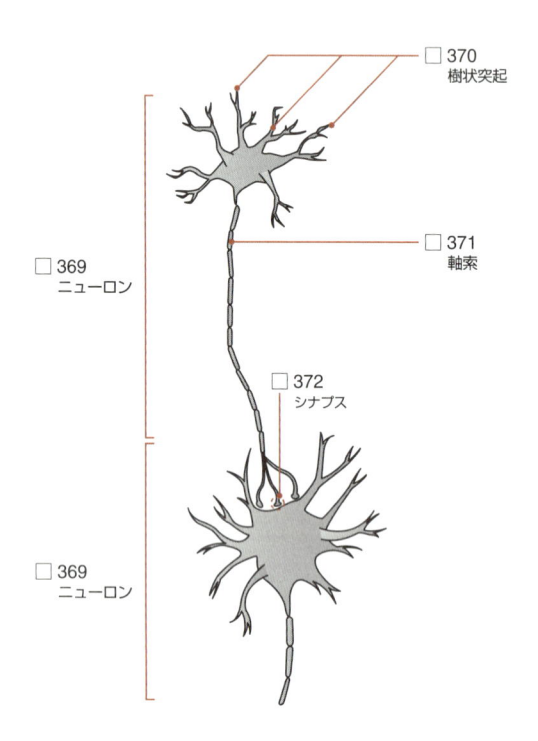

- ☐ 370 樹状突起
- ☐ 369 ニューロン
- ☐ 371 軸索
- ☐ 372 シナプス
- ☐ 369 ニューロン

104 ▶ 105

- ☐ 369 **neuron**（神経細胞体、樹状突起、軸索から成る）
- ☐ 370 **dendrite**（神経細胞から分枝する樹枝状突起）
- ☐ 371 **axon**（長く伸びる単一の神経細胞突起。インパルス伝導〈神経衝動〉を行う）
- ☐ 372 **synapse**（神経細胞の接合部）
- ☐ 373 **olfactory nerve**
- ☐ 374 **optic nerve**

三叉神経は最大の脳神経だが、そこから分かれる3つの神経の名称は分かるかな？

（前）
- ☐ 373 嗅神経（Ⅰ）
- ☐ 374 視神経（Ⅱ）
- ☐ 375 動眼神経（Ⅲ）
- ☐ 376 滑車神経（Ⅳ）
- ☐ 377 三叉神経（Ⅴ）
- ☐ 378 外転神経（Ⅵ）
- ☐ 379 顔面神経（Ⅶ）
- ☐ 380 内耳神経（Ⅷ）
- ☐ 381 舌咽神経（Ⅸ）
- ☐ 382 迷走神経（Ⅹ）
- ☐ 383 副神経（Ⅺ）
- ☐ 384 舌下神経（Ⅻ）

（後）

Chapter 1
Chapter 2
Chapter 3
Chapter 4

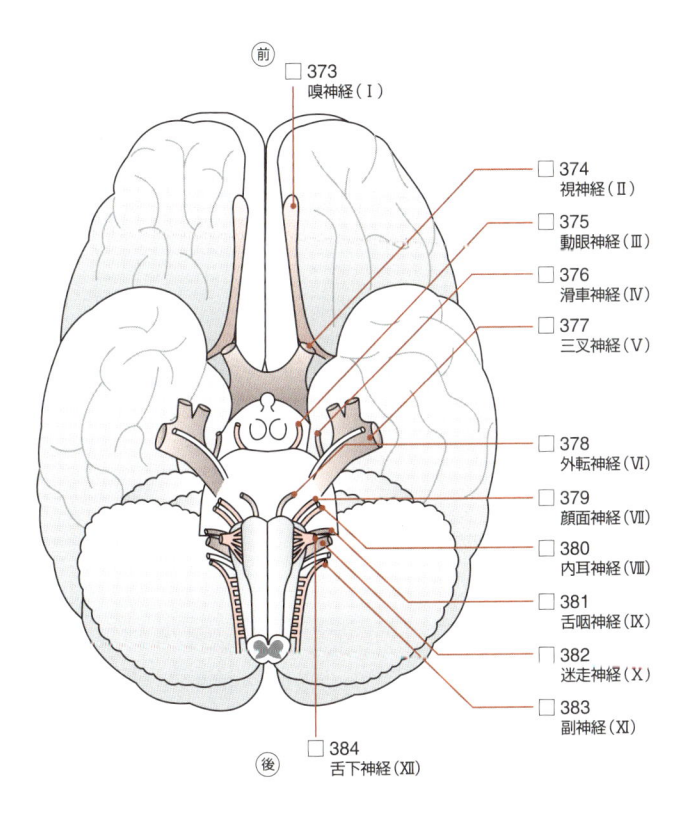

©手塚プロダクション

- ☐ 375 oculomotor nerve
- ☐ 376 trochlear nerve
- ☐ 377 trigeminal nerve
- ☐ 378 abducens nerve
- ☐ 379 facial nerve
- ☐ 380 vestibulocochlear nerve
- ☐ 381 glossopharyngeal nerve
- ☐ 382 vagus nerve
- ☐ 383 accessory nerve
- ☐ 384 hypoglossal nerve

Unit 3

感覚器
Sense Organs

□ Day 25

Listen))) CD-49

□ 385 ❶発音注意

lacrimal gland

[lǽkrəməl glǽnd]
ラKラマL / Gラン D

▶ 名 涙腺
- L *glandula lacrimalis*
- ➕ 形 lacrimal（涙の）

□ 386 ★

eyeball

[áibɔ̀ːl]
アイボーL

▶ 名 眼球
- ＝ bulb of eye
- L *bulbus oculi*

□ 387 ★ ❶発音注意

conjunctiva

[kàndʒʌŋktáivə]
カンジャンGKタイヴァ

▶ 名 結膜
- 複 conjunctivae
- L *tunica conjunctiva*
- ➕ 眼球結膜と眼瞼結膜から成る。

□ 388 ★

cornea

[kɔ́ːrniə]
コーニア

▶ 名 角膜
- 形 corneal（角膜の）▶ 例 corneal graft（角膜移植）
- ➕ 眼球前壁を構成する透明な膜状組織。

□ 389 ★

iris

[áiəris]
アイアリS

▶ 名 虹彩
- 複 irides
- ➕ 一般英語では「アヤメ（植物）」の意味。

□ 390 ★

lens

[lénz]
レンZ

▶ 名 水晶体、レンズ
- ＝ crystalline lens

□ 391 ★

retina

[rétənə]
レタナ

▶ 名 網膜
- ＝ optomeninx
- 複 retinae
- 形 retinal（網膜の）▶ 例 retinal detachment（網膜剥離）

□ 392 ★ ❶発音注意

vitreous body

[vítriəs bádi]
ヴィTリアS / バディ

▶ 名 硝子体
- L *corpus vitreum*
- ➕ 形 vitreous（ガラス状の）▶ ➕ L *vitrum*（ガラス）に由来。

Illustrations 385-392
Sense Organs

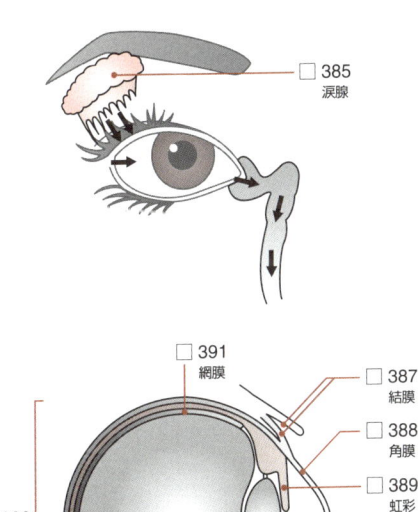

涙腺から出た涙は鼻涙管を通って鼻腔にも流えゆのさ。

- 385 涙腺
- 391 網膜
- 387 結膜
- 388 角膜
- 389 虹彩
- 390 水晶体
- 386 眼球
- 387 結膜
- 392 硝子体

- 385 **lacrimal gland**
- 386 **eyeball**
- 387 **conjunctiva**（眼球前面と眼瞼後面を覆う粘膜）
- 388 **cornea**（眼球の外壁前部を覆う透明の膜）
- 389 **iris**（瞳孔を縁取り、周辺は強膜に付着する隔膜）
- 390 **lens**（凸面の透明細胞屈折体）
- 391 **retina**（眼球壁の最も内側を構成する膜）
- 392 **vitreous body**（眼球内部を満たす透明なゲル状の物質）

Unit 3

☐ Day 25

Listen 》CD-50

☐ 393 ★
external ear
[ikstə́ːrnl íər]
イKSターNL / イアー

名 外耳(がいじ)
- L *auris externa*
- ⊕ 外からの音を鼓膜に伝える部分。

☐ 394 ★
internal ear
[intə́ːrnl íər]
インターNL / イアー

名 内耳(ないじ)
- L *auris interna*
- ⊕ 聴覚と平衡覚の受容器。

☐ 395 ❶発音注意
external acoustic meatus
[ikstə́ːrnl əkúːstik miéitəs]
イKSターNL / アクーSティK / ミエイタS

名 外耳道(がいじどう)
- = external auditory meatus
- L *meatus acusticus externus*
- ⊕ 名 meatus (道〈管の外側開口部〉)

☐ 396 ★
middle ear
[mídl íər]
ミDL / イアー

名 中耳(ちゅうじ)
- L *auris media*
- ⊕ 鼓室(こしつ)(鼓膜(こまく)の内側の空間)を主体とする部分で、耳小骨を収める。

☐ 397
auricle
[ɔ́ːrikl]
オーリKL

名 耳介(じかい)
- 形 auricular (耳介(じかい)の) ▶例 auricular cartilage (耳介軟骨(じかいなんこつ))
- L *auricula*

☐ 398 ★
tympanic membrane
[timpǽnik mémbrein]
ティMパニK / メMBレイン

名 鼓膜(こまく)
- = eardrum　L *membrana tympani*
- ⊕ 形 tympanic (鼓室の、鼓膜の)
- ⊕ 名 membrane (膜)

☐ 399 ❶発音注意
otosalpinx
[òutousǽlpiŋks]
オウトウサルピンGKS

名 耳管(じかん)
- = pharyngotympanic tube
- ⊕ oto- (耳〈音=oto と覚える〉) + 名 salpinx (ラッパ状の管)

☐ 400 ★ ❶発音注意
cochlea
[kɑ́kliə]
カKリア

名 蝸牛(かぎゅう)
- 複 cochleae
- 形 cochlear (蝸牛(かぎゅう)の) ▶例 cochlear canal (蝸牛管(かぎゅうかん))

Sense Organs

Illustrations 393-400

蝸牛の横にある半規管と耳石器官は、三次元の動きを感知する平衡器として機能している。

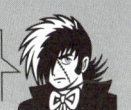

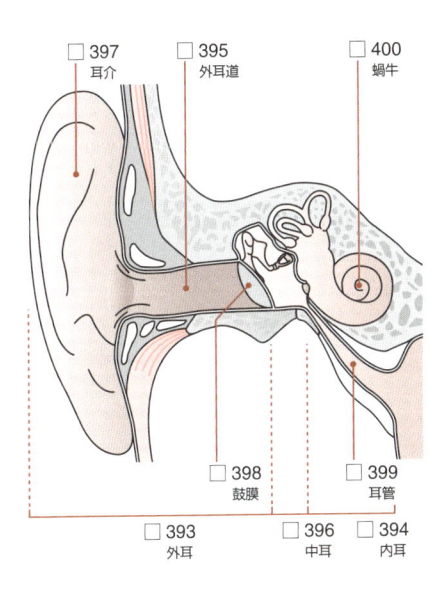

- 397 耳介
- 395 外耳道
- 400 蝸牛
- 398 鼓膜
- 399 耳管
- 393 外耳
- 396 中耳
- 394 内耳

- ☐ 393 **external ear**（耳介、外耳道から成る、外界からの音を鼓膜まで伝える部分）
- ☐ 394 **internal ear**（側頭骨内にある部分）
- ☐ 395 **external acoustic meatus**
- ☐ 396 **middle ear**（外耳道と内耳の間の部分）
- ☐ 397 **auricle**（耳の外界に露出している部分）
- ☐ 398 **tympanic membrane**（外耳道と鼓室の間の薄い膜）
- ☐ 399 **otosalpinx**（鼓室から鼻咽腔に通じる管）
- ☐ 400 **cochlea**（カタツムリに似た骨性器官）

Unit 3

☐ Day 26

Listen)) CD-51

☐ 401 ★
frontal sinus

[frÁntl sáinəs]
Fランド TL / **サ**ィナ S

名 前頭洞

= sinus frontalis
● **形** frontal (前頭の) ● **名** sinus (洞<ここでは副鼻腔のこと>) ＊p. 130「ミクロの洞穴案内」を参照。

☐ 402 ★
olfactory bulb

[alfǽktəri bʌ́lb]
アレ**ファ**Kタリ / **バ**LB

名 嗅球

L bulbus olfactorius
● **形** olfactory (嗅覚の) ▶ = osmatic ▶ **名** olfaction (嗅覚)

☐ 403 ★
nasal septum

[néizəl séptəm]
ネィザL / **セ**Pタ M

名 鼻中隔

L septum nasi
● **名** septum (中隔) ▶ **形** septal (中隔の) ▶ **例** septal branches (<冠動脈の>中隔枝)

☐ 404 ★
sphenoidal sinus

[sfi:nɔ́idl sáinəs]
Sフィー**ノ**ィDL / **サ**ィナ S

名 蝶形骨洞

● **形** sphenoidal (蝶形骨の) ▶ **名** sphenoid (蝶形骨)
● **名** sinus (洞<ここでは副鼻腔のこと>) ＊p. 130「ミクロの洞穴案内」を参照。

☐ 405 ★ ❶発音注意
Kiesselbach area

[kí:səlba:k ɛ́əriə]
キーサLバーK / **エ**アリア

名 キーセルバッハ部位 (野)

● 毛細血管が多く、鼻出血が起こりやすい。

☐ 406 ❶発音注意
choana

[kóuənə]
コウアナ

名 後鼻孔

複 choanae
形 choanal (後鼻孔の) ▶ **例** choanal atresia (後鼻孔閉鎖症)

☐ 407
nasal vestibule

[néizəl véstəbjù:l]
ネィザL / **ヴェ**Sタビューˈ L

名 鼻前庭

L vestibulum nasi

☐ 408 ★ ❶発音注意
naris

[néiris]
ネィリ S

名 外鼻孔

= nostril
複 nares

Illustrations 401-408
Sense Organs

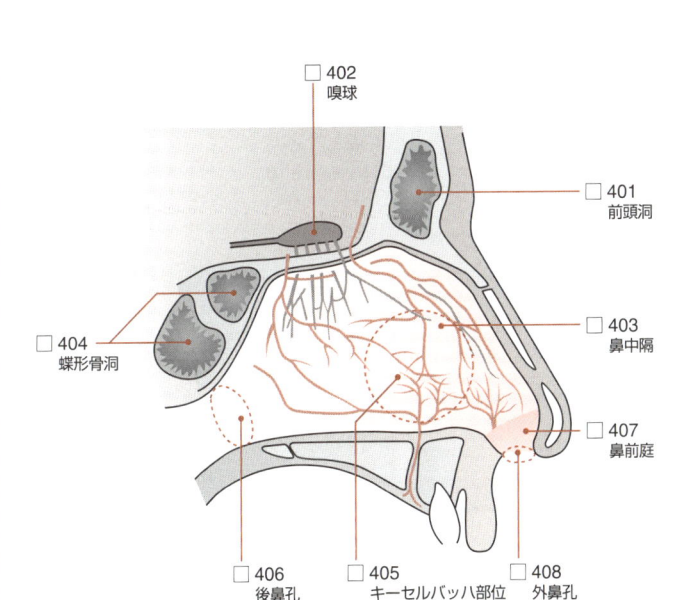

副鼻腔は鼻腔からつながる骨の空洞で、声楽家はここを使って声を響かせるんじゃ。

- 401 前頭洞
- 402 嗅球
- 403 鼻中隔
- 404 蝶形骨洞
- 405 キーセルバッハ部位
- 406 後鼻孔
- 407 鼻前庭
- 408 外鼻孔

- [ ] 401 **frontal sinus**（前頭骨の中にある副鼻腔）
- [ ] 402 **olfactory bulb**（嗅覚神経線維を受ける球状の構造物）
- [ ] 403 **nasal septum**（鼻腔を左右に分けている壁）
- [ ] 404 **sphenoidal sinus**（蝶形骨にある副鼻腔）
- [ ] 405 **Kiesselbach area**（鼻腔前方の鼻中隔部位）
- [ ] 406 **choana**（鼻孔後方から咽頭に通じる左右の孔）
- [ ] 407 **nasal vestibule**（鼻腔前部の、尾翼軟骨で囲まれた領域）
- [ ] 408 **naris**（鼻腔の前方開口部）

Unit 3

☐ Day 26

Listen)) CD-52

☐ 409 ★　　　　　❶発音注意

hard palate

[háːrd pǽlət]
ハーD / パラT

名 硬口蓋
- *L palatum durum*
- ➕ 名 palate (口蓋、口腔の天井部分) ▶ 形 palatine、palatal (口蓋の) ▶ 例 palatine reflex (口蓋反射)

☐ 410 ★　　　　　❶発音注意

soft palate

[sɔ́ːft pǽlət]
ソーFT / パラT

名 軟口蓋
- *L palatum molle*
- ➕ 名 palate (口蓋)

☐ 411 ★　　　　　❶発音注意

palatine uvula

[pǽlətàin júːvjulə]
パラタイン / ユーヴュラ

名 口蓋垂
- ＝ pendulus palate
- *L uvula palatina*
- ➕ 名 uvula (垂) ▶ 複 uvuli

☐ 412

lingual papilla

[líŋgwəl pəpílə]
リンGワL / パピラ

名 舌乳頭
- *L papilla lingualis*
- ➕ 形 lingual (舌の)
- ➕ 名 papilla (乳頭)

☐ 413 ★

palatine tonsil

[pǽlətàin tánsil]
パラタイン / タンシL

名 口蓋扁桃
- *L tonsilla palatina*
- ➕ 形 palatine (口蓋の)
- ➕ 名 tonsil (扁桃 <アーモンドの形に似たリンパ装置>)

☐ 414　　　　　❶発音注意

labial commissure (of mouth)

[léibiəl kɑ́məʃùər (əv máuθ)]
レイビアL / カマシュアー / (アV / マウθ)

名 (口の)唇交連
- *L commissura labiorum (oris)*
- ➕ 形 labial (唇の) ▶ 名 labium (唇)

☐ 415 ★

tongue

[táŋ]
タンG

名 舌
- 形 lingual (舌の)

☐ 416

frenulum linguae

[frénjuləm líŋgwiː]
Fレニュラム / リンGウィー

名 舌小帯
- ＝ frenulum of tongue
- ➕ 名 frenulum (小帯) ▶ 複 frenula

Illustrations 409-416
Sense Organs

口の中は、鏡で見ればすべて本物で勉強できてしまうぞ。さあ、口蓋扁桃をチェックだ！

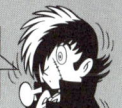

- 411 口蓋垂
- 409 硬口蓋
- 410 軟口蓋
- 412 舌乳頭
- 413 口蓋扁桃
- 414 唇交連
- 416 舌小帯
- 415 舌

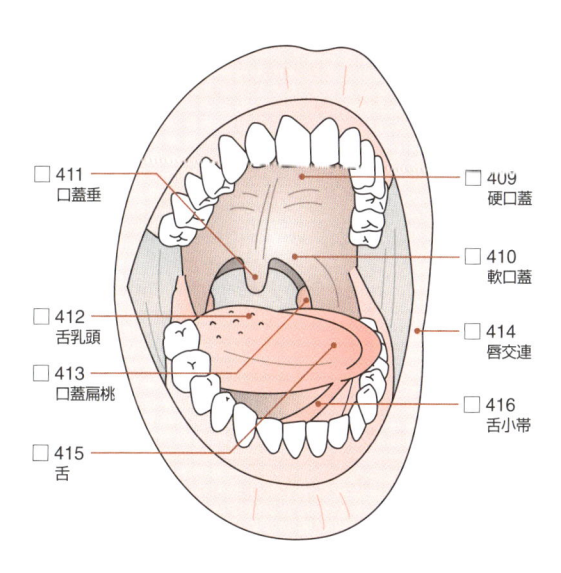

- ☐ 409 **hard palate**（内部が骨で形成された口蓋）
- ☐ 410 **soft palate**（口蓋後方の筋肉を主体とする部分）
- ☐ 411 **palatine uvula**
- ☐ 412 **lingual papilla**
- ☐ 413 **palatine tonsil**（左右両側にある大きなリンパ様組織）
- ☐ 414 **labial commissure (of mouth)**（上唇と下唇の合一部分）
- ☐ 415 **tongue**
- ☐ 416 **frenulum linguae**（舌の下面、中央部にある粘膜ヒダ）

Unit 4 脈管系① / Vascular System

Day 27

Listen)) CD-53

417 ★ vessel
[vésəl]
ヴェサL

名 脈管、血管
- L *vas* ▶ 複 *vasa*
- ⊕ 血管系とリンパ系の総称、あるいは血管を意味する。

418 ★ vein
[véin]
ヴェイン

名 静脈
- 形 venous（静脈の）▶ 例 venous congestion（静脈うっ血）
- L *vena*

419 ★ venule
[vénju:l]
ヴェニューL

名 細静脈、小静脈
- 形 venular、venulous（細静脈の）
- L *venula* ▶ 複 *venulae*
- ⊕ ven-（静脈）+ -ule（小さいもの）

420 ★ artery
[á:rtəri]
アータリ

名 動脈
- 形 arterial（動脈の）▶ 例 arterial blood（動脈血）
- L *arteria*

421 ★ arteriole
[a:rtíəriòul]
アーティアリオウL
❶発音注意

名 細動脈、小動脈
- 形 arteriolar（細動脈の）▶ 例 arteriolar nephrosclerosis（細動脈性腎硬化症）
- ⊕ arteri-（動脈）+ -ole（小さいもの）

422 ★ capillary
[kǽpəlèri]
キャパレリ
❶発音注意

名 毛細血管、毛細管　形 毛細血管の
- 例 capillary bed（毛細血管床）
- L *vas capillare*

423 ★ erythrocyte
[iríθrəsàit]
イリθラサイT
❶発音注意

名 赤血球
- = red blood cell [RBC]
- ⊕ erythro-（赤）+ -cyte（細胞）

424 ★ leukocyte
[lú:kəsàit]
ルーカサイT

名 白血球
- = white blood cell [WBC]
- ⊕ leuko-（白）+ -cyte（細胞）

Vascular System ❶

Illustrations 417-424

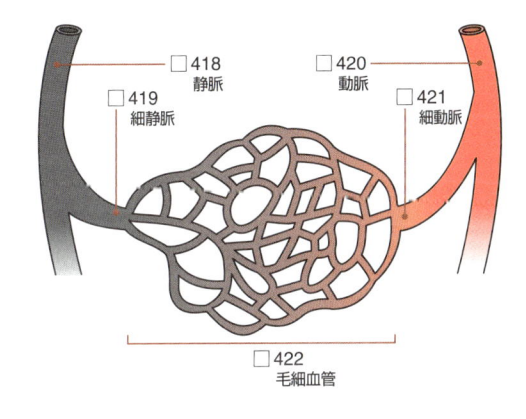

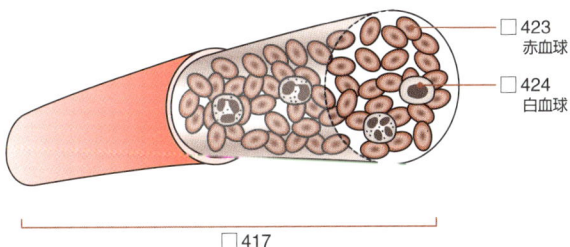

血管は血液を運ぶだけれなくて、炎症や感染症のときにいろんな働きをすゆのよさ。

- 418 静脈
- 419 細静脈
- 420 動脈
- 421 細動脈
- 422 毛細血管
- 423 赤血球
- 424 白血球
- 417 脈管（血管）

- ☐ 417 **vessel**
- ☐ 418 **vein**（心臓に向かって血液を運ぶ血管）
- ☐ 419 **venule**（毛細血管から出た直後の細い静脈）
- ☐ 420 **artery**（心臓から末梢に血液を運ぶ血管）
- ☐ 421 **arteriole**（毛細血管に至る直前の細い動脈）
- ☐ 422 **capillary**（動脈が臓器や組織の中で最も細くなって静脈に移行する部分）
- ☐ 423 **erythrocyte**
- ☐ 424 **leukocyte**

Unit 4

☐ Day 27

Listen 》CD-54

☐ 425 ★
placenta
[pləséntə]
プラ**セ**ンタ

名 胎盤
複 placentae, placentas
形 placental (胎盤の) ▶ **例** placental dysfunction (胎盤機能不全)

☐ 426 ★
umbilical cord
[ʌmbílikəl kɔ́ːrd]
アM**ビ**リカL / **コ**ーD

名 臍帯
L *chorda umbilicalis*
⊕ **形** umbilical (臍の) ▶ **名** umbilicus (臍)

☐ 427
umbilical artery
[ʌmbílikəl áːrtəri]
アM**ビ**リカL / **ア**ータリ

名 臍動脈
= arteria umbilicalis
⊕ 胎児の内腸骨動脈より分岐する動脈。

☐ 428
umbilical vein
[ʌmbílikəl véin]
アM**ビ**リカL / **ヴェ**イン

名 臍静脈
⊕ 臍静脈には胎盤から酸素を得た動脈血が流れる。

☐ 429 ★
amnionic fluid
[æmniánik flúːid]
アMニ**ア**ニK / F**ル**ーイD

名 羊水、羊膜液
= amniotic fluid **L** *liquor amnii*
⊕ **形** amnionic (羊水の) ▶ **名** amnion (羊膜)
⊕ **名** fluid (液体)

☐ 430 ★ ❶発音注意
ductus arteriosus
[dʌ́ktəs ɑːrtiərióusəs]
ダKタS / アーティアリ**オ**ウサS

名 動脈管
= Botallo duct (ボタロー管)
⊕ duct (管)
⊕ 胎児期の静脈系から動脈系へのシャント (短絡) の1つ。

☐ 431 ★ ❶発音注意
ductus venosus
[dʌ́ktəs viːnóusəs]
ダKタS / ヴィー**ノ**ウサS

名 静脈管
⊕ 胎内に入った臍静脈の呼称。

☐ 432 ★ ❶発音注意
oval foramen
[óuvəl fɔːréimən]
オウヴァL / フォー**レ**イマン

名 卵円孔
L *foramen ovale*
⊕ 臍静脈からの動脈血を、肺をう回して左心系に注ぐ働きをする孔。

Illustrations 425-432
Vascular System ❶

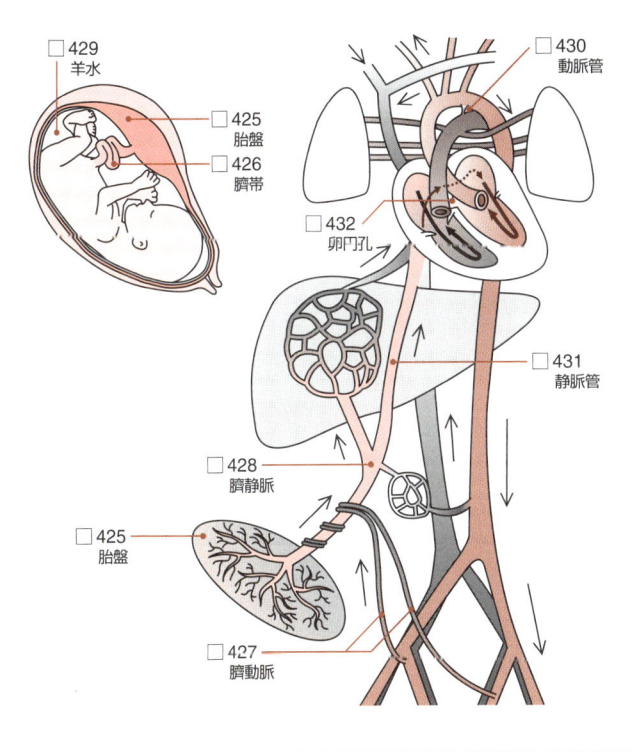

胎児の酸素供給は肺ではなく胎盤から行われているので、血液循環も特殊なのだ。

- 429 羊水
- 425 胎盤
- 426 臍帯
- 430 動脈管
- 432 卵円孔
- 431 静脈管
- 428 臍静脈
- 425 胎盤
- 427 臍動脈

- 425 **placenta**
- 426 **umbilical cord**（いわゆる「臍の緒」）
- 427 **umbilical artery**
- 428 **umbilical vein**
- 429 **amnionic fluid**（胎児を包む羊膜腔内を満たす液体）
- 430 **ductus arteriosus**（胎児期に左肺動脈と下行大動脈［437］をつなぐ血管）
- 431 **ductus venosus**（胎児の臍静脈から肝臓をう回して直接下大静脈［445］に達する静脈）
- 432 **oval foramen**（胎児の心房中隔にあいた穴。出生後に閉鎖し、卵円窩［506］となる）

Unit 4

☐ Day 28

Listen 》CD-55

☐ 433 ★
common carotid artery
[kámən kərátid á:rtəri]
カマン / カラティD / アータリ

名 総頸動脈
- *arteria carotis communis*
- ⊕ **形** carotid（頸動脈の）
- ⊕ 外頸動脈と内頸動脈に分かれる前の動脈。

☐ 434 ★ ❶発音注意
subclavian artery
[sʌbkléiviən á:rtəri]
サBKレイヴィアン / アータリ

名 鎖骨下動脈
- *arteria subclavia*
- ⊕ **形** subclavian（鎖骨下の）
- ⊕ 右は腕頭動脈より、左は大動脈より直接分岐する。

☐ 435 ★ ❶発音注意
axillary artery
[æksəlèri á:rtəri]
アKサレリ / アータリ

名 腋窩動脈
- *arteria axillaris*
- ⊕ **形** axillary（腋窩の）▸ **名** axilla（腋窩）

☐ 436 ★
renal artery
[rí:nl á:rtəri]
リーNL / アータリ

名 腎動脈
- *arteria renalis*
- ⊕ **形** renal（腎の）▸ = nephric

☐ 437 ★
descending aorta
[diséndiŋ eió:rtə]
ディセンディンG / エイオータ

名 下行大動脈
- *aorta descendens*
- ⇔ ascending aorta（上行大動脈）
- ⊕ 胸部大動脈と腹部大動脈を含む。

☐ 438 ★
common iliac artery
[kámən íliæk á:rtəri]
カマン / イリアK / アータリ

名 総腸骨動脈
- *arteria iliaca communis*
- ⊕ **形** iliac（腸骨の）▸ **名** ilium（腸骨）
- ⊕ 下行大動脈の遠位にある動脈。

☐ 439 ★
femoral artery
[fémərəl á:rtəri]
フェマラL / アータリ

名 大腿動脈
- *arteria femoralis*
- ⊕ **形** femoral（大腿の）▸ **名** femur（大腿、大腿骨）
- ⊕ 外腸骨動脈の遠位にある動脈。

☐ 440
popliteal artery
[pɑplítiəl á:rtəri]
パPリティアL / アータリ

名 膝窩動脈
- *arteria poplitea*
- ⊕ **形** popliteal（膝窩の）▸ **例** popliteal fossa（膝窩）
- ⊕ 膝窩とは膝の後面にある窩のこと。

Illustrations 433-440
Vascular System ①

外科医は血管（特に動脈）の走行が何から何まで頭に入っているもんじゃ。

- 433 総頸動脈
- 434 鎖骨下動脈
- 435 腋窩動脈
- 436 腎動脈
- 437 下行大動脈
- 438 総腸骨動脈
- 439 大腿動脈
- 440 膝窩動脈

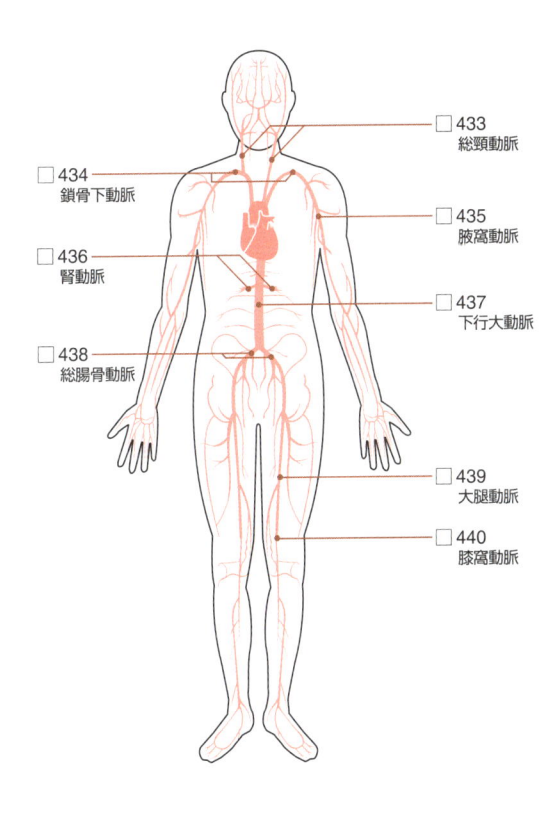

- 433 common carotid artery
- 434 subclavian artery
- 435 axillary artery
- 436 renal artery
- 437 descending aorta
- 438 common iliac artery
- 439 femoral artery
- 440 popliteal artery

Unit 4

□ Day 28

Listen)) CD-56

□ 441 ❶発音注意
subclavian vein

[sʌbkléiviən véin]
サBKレイヴィアン / ヴェイン

▶ 名 鎖骨下静脈
- L *vena subclavia*
- ➕ 形 subclavian (鎖骨下の)

□ 442 ★ ❶発音注意
azygos vein

[æzigəs véin]
アジガS / ヴェイン

▶ 名 奇静脈
- L *vena azygos*
- ➕ 形 azygos (奇性の、不対性の、対を成さない) ▶ = azygous

□ 443 ★ ❶発音注意
superior vena cava [SVC]

[səpíəriər víːnə kéivə]
サピアリアー / ヴィーナ / ケイヴァ

▶ 名 上大静脈
- L *vena cava superior*
- ⇔ *vena cava inferior* (下大静脈)
- ➕ L cava (大静脈)

□ 444
axillary vein

[æksəlèri véin]
アKサレリ / ヴェイン

▶ 名 腋窩静脈
- L *vena axillaris*
- ➕ 形 axillary (腋窩の) ▶ 名 axilla (腋窩)

□ 445 ★
inferior vena cava [IVC]

[infíəriər víːnə kéivə]
インフィアリアー / ヴィーナ / ケイヴァ

▶ 名 下大静脈
- L *vena cava inferior*
- ⇔ *vena cava superior* (上大静脈)

□ 446 ★
common iliac vein

[kámən íliæk véin]
カマン / イリアK / ヴェイン

▶ 名 総腸骨静脈
- L *vena iliaca communis*
- ➕ 形 iliac (腸骨の) ▶ 名 ilium (腸骨)

□ 447 ★
femoral vein

[fémərəl véin]
フェマラL / ヴェイン

▶ 名 大腿静脈
- L *vena femoralis*
- ➕ 形 femoral (大腿の) ▶ 名 femur (大腿、大腿骨)

□ 448
popliteal vein

[pɑplítiəl véin]
パPリティアL / ヴェイン

▶ 名 膝窩静脈
- L *vena poplitea*
- ➕ 形 popliteal (膝窩の)

Vascular System ❶

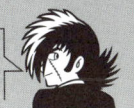

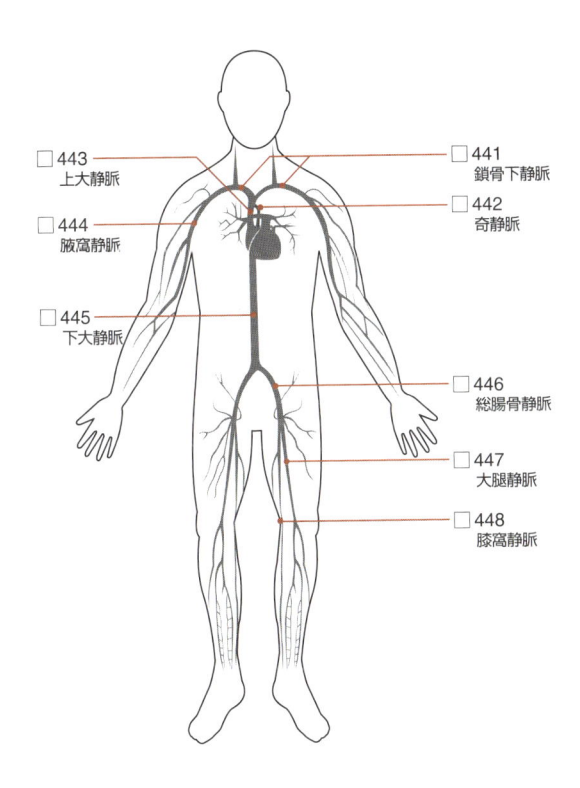

Illustrations 441-448

肺と心臓以外の静脈血は全て上・下大静脈を経て右心房に注いでいる。

- 443 上大静脈
- 444 腋窩静脈
- 445 下大静脈
- 441 鎖骨下静脈
- 442 奇静脈
- 446 総腸骨静脈
- 447 大腿静脈
- 448 膝窩静脈

- ☐ 441 subclavian vein
- ☐ 442 azygos vein
- ☐ 443 superior vena cava [SVC]
- ☐ 444 axillary vein
- ☐ 445 inferior vena cava [IVC]
- ☐ 446 common iliac vein
- ☐ 447 femoral vein
- ☐ 448 popliteal vein

Unit 5

脈管系② / Vascular System

☐ Day 29

Listen))) CD-57

☐ 449 ★
internal carotid artery [ICA]
[intə́ːrnl kərɑ́tid ɑ́ːrtəri]
インターNL / カラティD / アータリ

> 名 内頸動脈
> L *arteria carotis interna*
> ⊕ 形 carotid (頸動脈の)

☐ 450
internal jugular vein
[intə́ːrnl dʒʌ́gjulər véin]
インターNL / ジャギュラー / ヴェイン

> 名 内頸静脈
> L *vena jugularis interna*
> ⊕ 形 jugular (頸の、頸静脈の)

☐ 451 ★
anterior cerebral artery [ACA]
[æntíəriər sərí:brəl ɑ́ːrtəri]
アンティアリアー / サリーBラL / アータリ

> 名 前大脳動脈
> L *arteria cerebri anterior*
> ⊕ 形 cerebral (大脳の) ▶ 名 cerebrum (大脳)
> ⊕ 主に大脳半球内側面を走行する血管。

☐ 452 ★
middle cerebral artery [MCA]
[mídl sərí:brəl ɑ́ːrtəri]
ミDL / サリーBラL / アータリ

> 名 中大脳動脈
> L *arteria cerebri media*
> ⊕ 大脳半球外側面の大部分を走行する血管で、内頸動脈最大の終末枝。

☐ 453 ★
basilar artery
[bǽsələr ɑ́ːrtəri]
バサラー / アータリ

> 名 脳底動脈
> L *arteria basilaris*
> ⊕ 形 basilar (基底の)
> ⊕ 左右の椎骨動脈が合わさってできた動脈。

☐ 454 ❶発音注意
superior sagittal sinus
[səpíəriər sǽdʒətl sáinəs]
サピアリアー / サジャTL / サイナS

> 名 上矢状静脈洞
> L *sinus sagittalis superior*
> ⊕ 形 sagittal (矢状の)
> ⊕ 名 sinus (洞 <ここでは静脈の拡張した部分のこと>)

☐ 455 ❶発音注意
cavernous sinus
[kǽvərnəs sáinəs]
キャヴァーナS / サイナS

> 名 海綿静脈洞
> L *sinus cavernosus*
> ⊕ 形 cavernous (海綿状の<無数の孔と複雑な構造を持つことを示す>)

☐ 456 ★ ❶発音注意
sigmoid sinus
[sígmɔid sáinəs]
シGモイD / サイナS

> 名 S状静脈洞
> L *sinus sigmoideus*
> ⊕ 形 sigmoid (S状の)

Illustrations 449-456
Vascular System ❷

内頸動脈の2大終末枝は前大脳動脈 [ACA] と中大脳動脈 [MCA] だ。

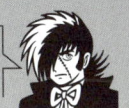

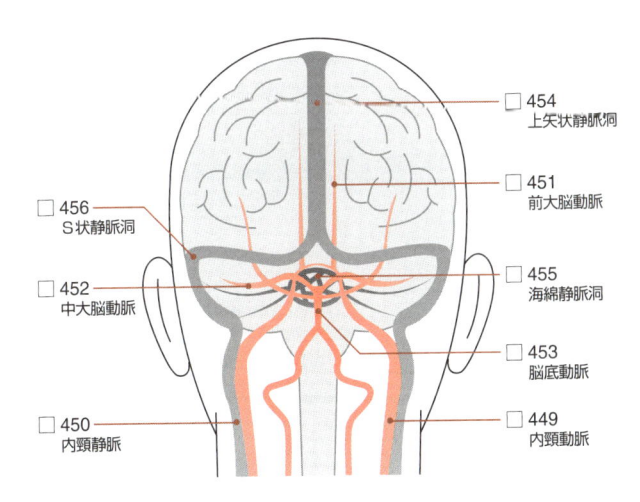

- 454 上矢状静脈洞
- 451 前大脳動脈
- 456 S状静脈洞
- 455 海綿静脈洞
- 452 中大脳動脈
- 453 脳底動脈
- 450 内頸静脈
- 449 内頸動脈

- ☐ 449 **internal carotid artery [ICA]**
- ☐ 450 **internal jugular vein**
- ☐ 451 **anterior cerebral artery [ACA]**
- ☐ 452 **middle cerebral artery [MCA]**
- ☐ 453 **basilar artery**（橋 [335] の前方から上方へ走行し、左右の後大脳動脈に分かれる）
- ☐ 454 **superior sagittal sinus**
- ☐ 455 **cavernous sinus**
- ☐ 456 **sigmoid sinus**（S字形の硬膜静脈洞で、内頸静脈に注ぐ）

Unit 5

☐ Day 29

Listen 》CD-58

☐ 457 ★ spleen
[splíːn]
SPリーン

名 脾臓
形 splenic、lienal（脾臓の）▶**例** splenic pulp（脾髄）
L lien

☐ 458 ★ splenic artery
[splíːnik ɑ́ːrtəri]
SPリーニK / アータリ

名 脾動脈
= lienal artery（脾動脈）
L arteria splenica
⊕ **形** splenic（脾臓の）

☐ 459 ★ splenic vein
[splíːnik véin]
SPリーニK / ヴェィン

名 脾静脈
L vena splenica、vena lienalis

☐ 460 ★ splenic hilum
[splíːnik háiləm]
SPリーニK / ハィラM
❶発音注意

名 脾門
L hilum splenicum
⊕ **名** hilum（門＜脈管や神経が出入りする部分＞）
▶**複** hila ⊕ 脾臓に出入りする血管の通路。

☐ 461 ★ capsule
[kǽpsəl]
キャPサL
❶発音注意

名 被膜
形 capsular（被膜の）
L capsula

☐ 462 splenic trabecula
[splíːnik trəbékjulə]
SPリーニK / Tラベキュラ

名 脾柱
L trabeculae splenicae
⊕ **名** trabecula（小柱）▶**複** trabeculae

☐ 463 ★ red pulp of spleen
[réd pálp əv splíːn]
レD / パLP / アV / SPリーン

名 赤脾髄
= red pulp
L pulpa rubra splenica
⊕ **名** pulp（髄）

☐ 464 ★ white pulp of spleen
[hwáit pálp əv splíːn]
HワィT / パLP / アV / SPリーン

名 白脾髄
= white pulp
L pulpa alba splenica
⊕ **名** pulp（髄）

Illustrations 457-464
Vascular System ❷

脾臓は、寿命を迎えた赤血球の処理や免疫反応の場を提供している。

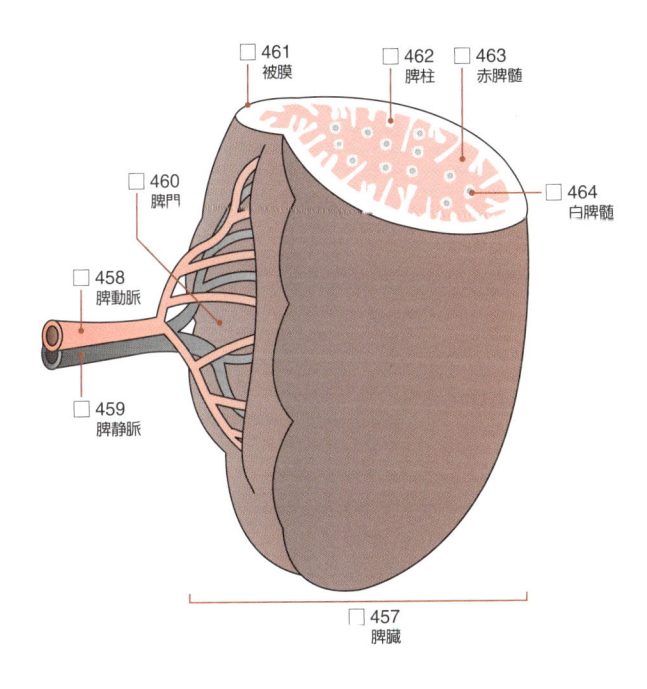

- 461 被膜
- 462 脾柱
- 463 赤脾髄
- 460 脾門
- 464 白脾髄
- 458 脾動脈
- 459 脾静脈
- 457 脾臓

- 457 **spleen**
- 458 **splenic artery**（脾動脈は腹腔動脈より起こる3本の枝の1つ）
- 459 **splenic vein**
- 460 **splenic hilum**（脾臓の胃側の面にある、血管や神経の通路）
- 461 **capsule**（脾臓を包む線維細胞層）
- 462 **splenic trabecula**（被膜から内部に入り込んだ樹枝状の厚い結合組織）
- 463 **red pulp of spleen**（脾臓の大部分を占める、血液に富んだ基質領域）
- 464 **white pulp of spleen**（脾臓内に散在するリンパ線維）

Unit 5

Listen)) CD-59

465 ★
lymph

[límf]
リMF

名 リンパ（液）
形 lymphatic（リンパの）▶例 lymphatic edema（リンパ浮腫）
L *lympha*

466 ★
lymph vessel

[límf vésəl]
リMF / ヴェサL

名 リンパ管
= lymphatic vessel
L *vas lymphaticum*
➕ 名 lymph（リンパ＜液＞）

467 ★
lymph node

[límf nóud]
リMF / ノゥD

名 リンパ節
L *nodus lymphaticus*
➕ 名 node（節）

468
efferent lymphatic

[éfərənt limfǽtik]
エファランT / リMファティK

名 輸出リンパ管
L *vas lymphaticum efferens*
➕ 形 efferent（輸出の、遠心の）⇔ afferent（輸入の）
➕ リンパ液をリンパ節から流し出すための管。

469
afferent lymphatic

[ǽfərənt limfǽtik]
アファランT / リMファティK

名 輸入リンパ管
L *vas lymphaticum afferens*
➕ 形 afferent（輸入の、求心の）⇔ efferent（輸出の）
➕ リンパ液がリンパ節に流れ込む管。

470
lymphoid nodule ❶発音注意

[límfɔid nádʒu:l]
リMフォイD / ナジューL

名 リンパ小節
➕ 形 lymphoid（リンパ＜球＞系の）
➕ 名 nodule（小節）▶ node（節）＋ -ule（小さい）

471 ★
germinal center

[dʒə́:rmənl séntər]
ジャーマNL / センター

名 胚中心（はいちゅうしん）
➕ 形 germinal（胚の）▶ 名 germ（胚芽（はいが））
➕ リンパ球が集まり活発に分裂する領域であることに由来する呼称。

472 ★
lymph sinus

[límf sáinəs]
リMF / サイナS

名 リンパ洞（どう）
= lymphatic sinus
➕ 名 sinus（洞＜ここでは、通常のリンパ管の構造を持たないリンパの通路のこと＞）

Illustrations 465-472
Vascular System ❷

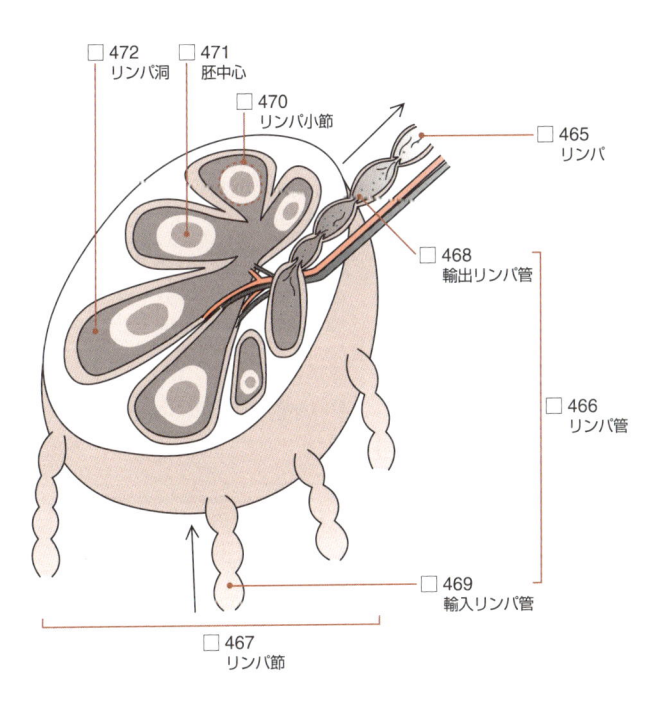

efferent（輸出の）は「deru（出る)」、afferent（輸入の）は「hairu（入る)」と覚えればいいのよさ。

- □ 472 リンパ洞
- □ 471 胚中心
- □ 470 リンパ小節
- □ 465 リンパ
- □ 468 輸出リンパ管
- □ 466 リンパ管
- □ 469 輸入リンパ管
- □ 467 リンパ節

- □ 465 **lymph**
- □ 466 **lymph vessel**（リンパが流れる管の総称）
- □ 467 **lymph node**（リンパ管沿いにある円形または卵形の小体）
- □ 468 **efferent lymphatic**
- □ 469 **afferent lymphatic**
- □ 470 **lymphoid nodule**（リンパ球が集合した部位）
- □ 471 **germinal center**（リンパ小節の中心部で明るく見える所）
- □ 472 **lymph sinus**（リンパ節内のリンパの通路）

Unit 5

Listen)) CD-60

473 ★
cervical lymph nodes

[sə́ːrvikəl límf nóudz]
サーヴィカL / リMF / ノウDZ

名 頸部リンパ節
- 形 cervical (頸部の) ▸ 名 cervix (頸)

474
right lymphatic duct

[ráit limfǽtik dʌ́kt]
ライT / リMファティK / ダKT

名 右リンパ本幹
- 名 duct (管)
- 右リンパ本幹は、右頸リンパ本幹、右鎖骨下リンパ本幹および右気管支縦隔リンパ本幹が合流してできる。

475 ❶発音注意
venous angle

[víːnəs ǽŋgl]
ヴィーナS / アンGL

名 静脈角
- 形 venous (静脈の)
- 内頸静脈と鎖骨下静脈が合流してできる角。左静脈角には胸管、右静脈角には右リンパ本幹が注ぐ。

476 ★
axillary lymph nodes

[ǽksəlèri límf nóudz]
アKサレリ / リMF / ノウDZ

名 腋窩リンパ節
- 形 axillary (腋窩の) ▸ 名 axilla (腋窩)

477 ★
thoracic duct

[θɔːrǽsik dʌ́kt]
θォーラシK / ダKT

名 胸管
- L ductus thoracicus
- 形 thoracic (胸郭の) ▸ 名 thorax (胸郭)
- 最も太いリンパ管。

478 ★ ❶発音注意
chyle cistern

[káil sístərn]
カイL / シSターン

名 乳び槽
- L cisterna chyli
- 名 chyle (乳び<腸から取り込まれた白濁した液>)
- 名 cistern (槽<液を貯留する空洞>)

479 ★ ❶発音注意
inguinal lymph nodes

[íŋgwənl límf nóudz]
インGワNL / リMF / ノウDZ

名 鼠径リンパ節
- 形 inguinal (鼠径の) ▸ 名 inguen, groin (鼠径)

480
popliteal lymph nodes

[pɑplítiəl límf nóudz]
パPリティアL / リMF / ノウDZ

名 膝窩リンパ節
- 形 popliteal (膝窩の)

Vascular System ❷

Illustrations 473-480

リンパの流れは左右対称ではない。右上半身と残りの領域に分かれているのじゃ。

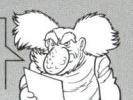

- 474 右リンパ本幹
- 475 静脈角
- 473 頸部リンパ節
- 476 腋窩リンパ節
- 478 乳び槽
- 477 胸管
- 479 鼠径リンパ節
- 480 膝窩リンパ節

- ☐ 473 cervical lymph nodes
- ☐ 474 right lymphatic duct
- ☐ 475 venous angle
- ☐ 476 axillary lymph nodes
- ☐ 477 thoracic duct (下半身と左半身のリンパ管を集める太いリンパ管)
- ☐ 478 chyle cistern (胸管最下端の膨大した部分)
- ☐ 479 inguinal lymph nodes
- ☐ 480 popliteal lymph nodes

知っておきたい 医学用語トリビア❸

ここでは、Chapter 3 で学習した医学用語にまつわる豆知識や、知っておくとためになる情報を紹介します。

ミクロの洞穴案内

　一般に「洞」といえば崖や岩などに空いた「洞穴」を指しますが、医学の sinus (洞) も同様に「(骨などにできた) 空間」という意味で使われます。このChapterのUnit 3で学習した frontal sinus (前頭洞) [401]、sphenoidal sinus (蝶形骨洞) [404] などがそうです。

　また、血管腔が拡張した場合にも sinus が使われます。例えば、圧覚受容器を含むことで知られる carotid sinus (頸動脈洞) は総頸動脈が内・外頸動脈の分岐部で拡張したものです。また、これから勉強するChapter 4に出てくる coronary sinus (冠状静脈洞) [507] は、複数の静脈が合流して太くなるところに付けられた名称です。半月弁と血管壁のすき間がポケット状になっているのは aortic sinus (大動脈洞) で、別名 Valsalva sinus (ヴァルサルヴァ洞) と呼ばれています。

　また、変わった洞として、dural venous sinuses (=cerebral sinuses) (硬膜静脈洞) があります。これは通常の血管壁構造を持たず、内皮細胞のみで覆われた脳硬膜のトンネルのことです。

　なお、sinus (洞) に似ているものの、血管壁が薄く基底膜が欠けているか不連続なのが sinusoid (類洞) です。これは血管内外の物質の通過が容易に行えるという特徴があり、肝臓、骨髄、脾臓などで見られます。

末梢に対する基準となるものは？

　このChapterでは peripheral (末梢の) という単語を peripheral nervous system (PNS) (末梢神経系) [355] という表現の中で学習しました。この場合の「末梢」は「四肢の末梢にある神経」という意味ではなく、「central nervous system [CNS] (中枢神経系) [354] から辺縁に向かって伸びている神経」という意味です。従って、脳神経も「脳から頭蓋を抜けて外に出る末梢神経」を表すことになります。このように「末梢」は必ずしも「中心点に対する辺縁」という意味で使われるとは限らず、基準点によって大きく意味が異なってくるのです。

　peripheral (末梢の) の語源は、peri (周辺に) + phero (運ぶ) ですが、「周辺に運ぶ」という意味を表すよい例としては、「血管」が挙げられます。例えば、peripheral aneurysm (末梢動脈瘤) は大動脈より末梢の四肢の血管にできる動脈瘤を指します。また、peripheral vessel (末梢血管) が血管の最先端部である「毛細血管」を意味する場合もあり、telangiectasia (末梢血管拡張) は「毛細血管の拡張」を指します。一方、peripheral circulation (末梢循環) という語における「末梢」は、「心臓以外の血管内の血液の流れ」を指し、「末梢」という言葉に大血管内の循環が含まれています。また、骨髄血に対して peripheral blood (末梢血) という場合には「骨髄以外の心血管系の血液」を意味します。

　なお、気道に関しては「末梢」の定義がさらに異なり、「一般に内径2mm以下の気道」を small airway (末梢気道) と呼ぶように決められています。

Chapter 4

内臓系
Internal Organs

Unit 1 循環器系
▶ [481-512]

Unit 2 内分泌系
▶ [513-544]

Unit 3 呼吸器系
▶ [545-576]

Unit 4 消化器系
▶ [577-608]

Unit 5 泌尿生殖器系
▶ [609-640]

Introduction

内臓はその機能によって大まかに循環器系、内分泌系、呼吸器系、消化器系、泌尿生殖器系に分けることができます。循環器系では、心臓と大血管を扱います。

内分泌臓器には、松果体、下垂体、甲状腺、上皮小体、膵島、副腎が含まれます。ここでは構造や部位の名前を中心に学びましょう。

呼吸器系に関する語は、胸部画像診断などで頻繁に出てくるので、図を参考にしてしっかりと基本を身に付けてください。

消化器系には、肝臓、胆嚢、膵臓のほかに消化管が含まれます。消化管は食道、胃、十二指腸、小腸、大腸から肛門に至るまでの広い範囲を見ていきます。

泌尿生殖器系は、複数の臓器が複雑に関係して構成されていますので、図で位置関係をしっかり確認しながら各部位の名前を覚えましょう。

Internal Organs

Unit 1

循環器系
Circulatory System

☐ Day 31

Listen)) CD-61

☐ 481 ★
heart
[hάːrt]
ハーT

名 心臓
- cardio-、-cardium は「心臓」を表す。▶例 cardiovascular（心脈管の）▶形 cardiac（心臓の、噴門の）

☐ 482 ★ ❶発音注意
aorta
[eiɔ́ːrtə]
エイオータ

名 大動脈
- 複 aortae
- 形 aortic（大動脈の）▶例 aortic aneurysm（大動脈瘤）

☐ 483 ★ ❶発音注意
aortic arch
[eiɔ́ːrtik άːrtʃ]
エイオーティK / アーチ

名 大動脈弓
- L arcus aortae
- 上行大動脈から下行大動脈に移行するアーチ状の部分。

☐ 484 ★ ❶発音注意
brachiocephalic trunk
[breikiousifǽlik trʌ́ŋk]
BレイキオウシファリK / TランGK

名 腕頭動脈
- L truncus brachiocephalicus
- trunk は血管が枝分かれする前の基幹部。
- 左側には腕頭動脈はない。

☐ 485 ❶発音注意
pulmonary trunk
[pʌ́lmənèri trʌ́ŋk]
パLマネリ / TランK

名 肺動脈幹
- L truncus pulmonalis
- 形 pulmonary（肺の）

☐ 486 ★ ❶発音注意
pulmonary arteries [PA]
[pʌ́lmənèri άːrtəriz]
パLマネリ / アータリZ

名 肺動脈
- 形 pulmonary（肺の）
- 肺動脈幹から分岐した左右の血管。ちなみに、肺の栄養血管は気管支動脈。

☐ 487 ★
left auricle
[léft ɔ́ːrikl]
レFT / オーリKL

名 左心耳
- = auricle of left atrium、left auricular appendage
- L auricula sinistra
- 名 auricle（心耳）▶形 auricular（心耳の）

☐ 488 ★
right auricle
[ráit ɔ́ːrikl]
ライT / オーリKL

名 右心耳
- = auricle of right atrium、right auricular appendage
- L auricula dextra

□ Day 31

Listen 》CD-62

□ 489 ★
base of heart

[béis əv háːrt]
ベィS / アV / ハーT

名 心基部、心底
► **L** *basis cordis*
＊p. 172「apex (尖) と base (底)」を参照。

□ 490 ★　　　　❶発音注意
apex of heart

[éipeks əv háːrt]
エィペKS / アV / ハーT

名 心尖
► **L** *apex cordis*
➕ 名 apex (尖) ▶ 複 apices
＊p. 172「apex (尖) と base (底)」を参照。

□ 491 ★
coronary artery

[kɔ́ːrənèri áːrtəri]
コーラネリ / アータリ

名 冠状動脈
► ➕ 形 coronary (冠状の)

□ 492
arterial ligament

[ɑːrtíəriəl lígəmənt]
アーティアリアL / リガマンT

名 動脈管索
► ＝ Botallo ligament (ボタロ靱帯)
L *ligamentum arteriosum*
➕ 胎児期の動脈管の名残りの組織。

□ 493 ★
parietal layer (of serous pericardium)

[pəráiətəl léiər (əv síərəs perəkáːrdiəm)]
パライアТL / レィアー / (アV / シアラS / ペラカーディアM)

名 (心膜の) 壁側板
► ➕ 形 parietal (壁側の)
➕ 心膜の壁側板と臓側板を合わせて pericardium (心膜) という。

□ 494 ★
visceral layer (of serous pericardium)

[vísərəl léiər (əv síərəs perəkáːrdiəm)]
ヴィサラL / レィアー / (アV / シアラS / ペラカーディアM)

名 (心膜の) 臓側板
► ➕ 形 visceral (臓器の、臓側の)
➕ pericardium (心膜) のうちの臓側板を epicardium (心外膜) と呼ぶ。

□ 495 ★　　　　❶発音注意
myocardium

[màiəkáːrdiəm]
マィアカーディアM

名 心筋層
► 複 myocardia
形 myocardial (心筋層の)
➕ myo- (筋肉) + -cardium (心臓)

□ 496 ★
endocardium

[èndoukáːrdiəm]
エンドゥカーディアM

名 心内膜
► 複 endocardia　形 endocardial (心内膜の)
➕ endo- (内側の) + -cardium (心臓)

Chapter 1
Chapter 2
Chapter 3
Chapter 4

Illustrations 481-496
Circulatory System

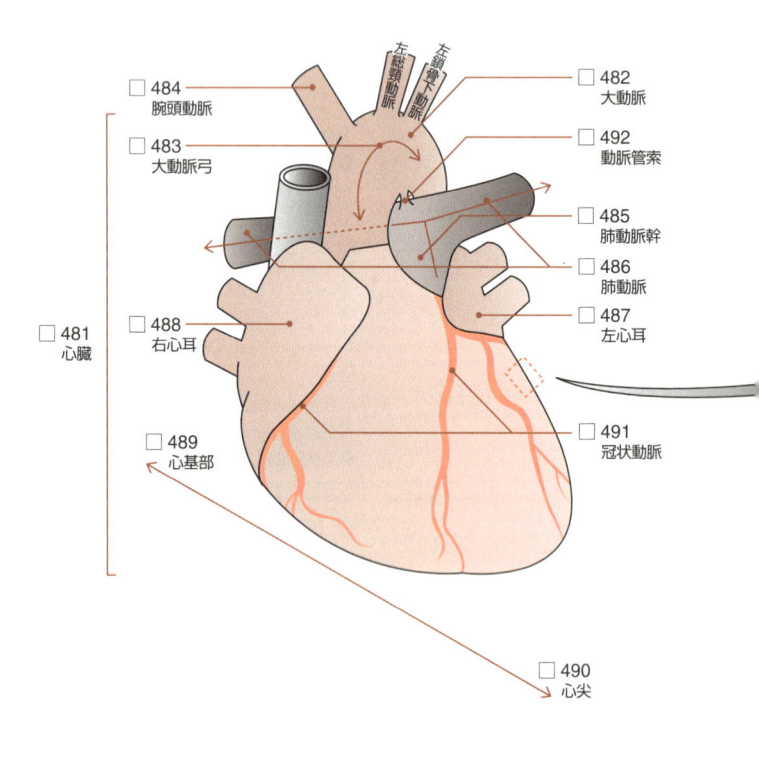

- 484 腕頭動脈
- 左総頚動脈
- 右鎖骨下動脈
- 482 大動脈
- 483 大動脈弓
- 492 動脈管索
- 485 肺動脈幹
- 486 肺動脈
- 487 左心耳
- 488 右心耳
- 481 心臓
- 491 冠状動脈
- 489 心基部
- 490 心尖

- 481 heart
- 482 aorta (全身に血液を送り出す動脈の主幹)
- 483 aortic arch
- 484 brachiocephalic trunk
- 485 pulmonary trunk
- 486 pulmonary arteries [PA] (右心室から出て左右の肺につながる血管)
- 487 left auricle (左心房が嚢状に突出した所)
- 488 right auricle (右心房が嚢状に突出した所)

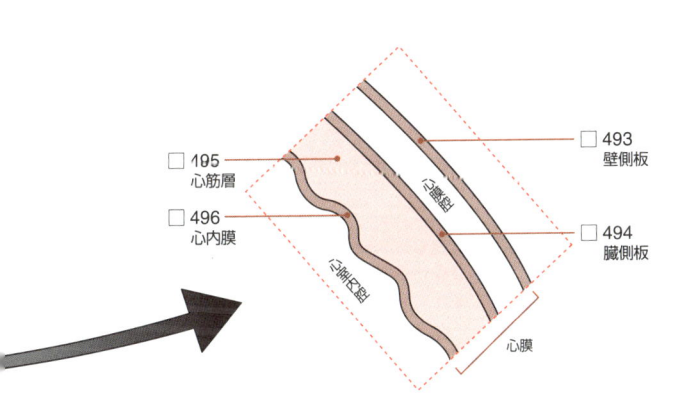

心臓の base（底）と apex（尖）は上下を指すのではない。心臓を円錐形に見立てているんだ。

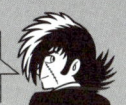

☐ 495 心筋層
☐ 496 心内膜
☐ 493 壁側板
☐ 494 臓側板

心膜腔
心嚢腔
心膜

☐ 489 **base of heart**
☐ 490 **apex of heart**（左心室の下方にある心臓の先端部分）
☐ 491 **coronary artery**
☐ 492 **arterial ligament**
☐ 493 **parietal layer (of serous pericardium)**（心膜の外層部分）
☐ 494 **visceral layer (of serous pericardium)**
☐ 495 **myocardium**
☐ 496 **endocardium**（心臓の最も内側にある層）

Unit 1

☐ Day 32

Listen)) CD-63

☐ 497 ★　❶発音注意
left atrium [LA]
[léft éitriəm]
レFT / エイTリアM

▶ 名 左心房
- L *atrium cordis sinistrum*
- ❶ 名 atrium (心房、鼓室) ▶ 形 atrial (心房の)

☐ 498 ★
left ventricle [LV]
[léft véntrikl]
レFT / ヴェンTリKL

▶ 名 左心室
- L *ventriculus sinister*
- ❶ 名 ventricle (室、心室、脳室) ▶ 形 ventricular (心室の) ▶ 例 ventricular fibrillation (心室細動)

☐ 499 ★　❶発音注意
right atrium [RA]
[ráit éitriəm]
ライT / エイTリアM

▶ 名 右心房
- L *atrium cordis dextrum*
- ❶ 名 atrium (心房、鼓室) ▶ 形 atrial (心房の)

☐ 500 ★
right ventricle [RV]
[ráit véntrikl]
ライT / ヴェンTリKL

▶ 名 右心室
- L *ventriculus dexter*
- ❶ 名 ventricle (室、心室、脳室)

☐ 501 ★
semilunar valve
[sèmilú:nər vælv]
セミルーナー / ヴァLV

▶ 名 半月弁
- L *valva semilunaris*
- ❶ 形 semilunar (半月状の)
- ❶ 肺動脈弁と大動脈弁にある半月形の弁のこと。

☐ 502 ★　❶発音注意
pulmonary valve
[pálmənèri vælv]
パLマネリ / ヴァLV

▶ 名 肺動脈弁
- L *valva trunci pulmonalis*
- ❶ 肺動脈管にある半月弁。

☐ 503 ★　❶発音注意
tricuspid valve
[traikáspid vælv]
Tライカ Sピド / ヴァLV

▶ 名 三尖弁
- = right atrioventricular valve (右房室弁)
- L *valva atrioventricularis dextra*

☐ 504 ★　❶発音注意
aortic valve
[eió:rtik vælv]
エイオーティK / ヴァLV

▶ 名 大動脈弁
- L *valva aortae*
- ❶ 形 aortic (大動脈の) ▶ 名 aorta (大動脈)

☐ Day 32

Listen 》 CD-64

☐ 505 ★ ❶発音注意
mitral valve

[máitrəl vælv]
マィトラL / ヴァLV

名 僧帽弁
= left atrioventricular valve（左房室弁）
L *valva mitralis*
➕ 形 mitral（僧帽の）

☐ 506 ★
oval fossa

[óuvəl fásə]
オゥヴァL / ノァサ

名 卵円窩
L *fossa ovalis*
➕ 形 oval（卵形の）
➕ 名 fossa（窩）▶ 複 fossae

☐ 507
coronary sinus

[kɔ́:rənèri sáinəs]
コーラネリ / サィナS

名 冠状静脈洞
L *sinus coronarius*
➕ 名 sinus（洞 <ここでは血管の拡張した部分のこと>）
＊p. 130「ミクロの洞穴案内」を参照。

☐ 508
opening of coronary sinus

[óupniŋ əv kɔ́:rənèri sáinəs]
オゥPニンG / アV / コーラネリ / サィナS

名 冠状静脈洞口
L *ostium sinus coronarii*
➕ 冠状動脈洞が右心房に開く口。

☐ 509 ★
interatrial septum

[ìntərɛ́itriəl sɛ́ptəm]
ィンターエィTリアL / セPタM

名 心房中隔
L *septum interatriale*
➕ 形 interatrial（心房間の）▶ inter-（～の間の）+
形 atrial（心房の）

☐ 510 ★
interventricular septum

[ìntərventríkjulər sɛ́ptəm]
ィンターヴェンTリキュラー / セPタM

名 心室中隔
L *septum interventriculare*

☐ 511 ★
tendinous cords

[téndənəs kɔ́:rdz]
テンダナS / コーDZ

名 腱索
L *chordae tendineae (of heart)*
➕ 形 tendinous（腱質の）▶ 名 tendon（腱）

☐ 512 ★
papillary muscle

[pǽpəlèri másl]
パパレリ / マSL

名 乳頭筋
L *musculus papillaris cordis*
❶ 形 papillary（乳頭状の）▶ 名 papilla（乳頭）

Chapter 1
Chapter 2
Chapter 3
Chapter 4

Illustrations 497-512
Circulatory System

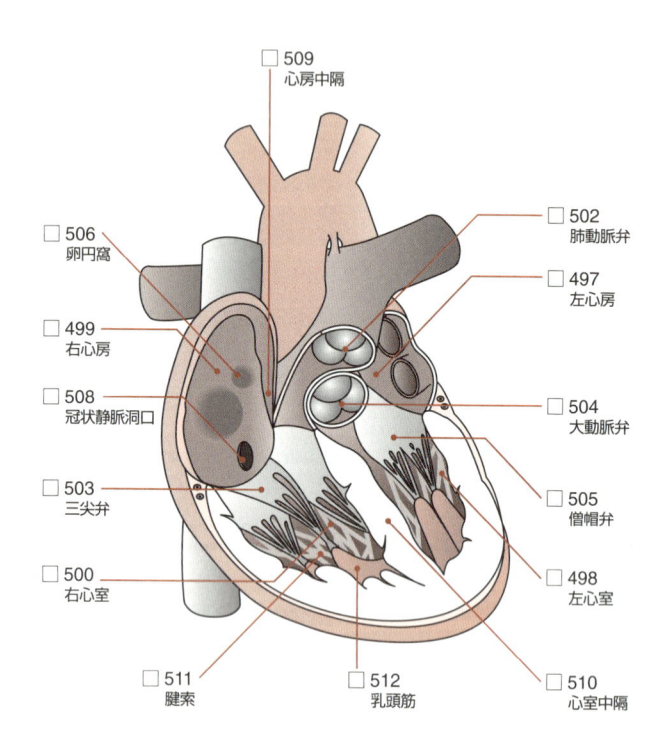

- 509 心房中隔
- 506 卵円窩
- 502 肺動脈弁
- 499 右心房
- 497 左心房
- 508 冠状静脈洞口
- 504 大動脈弁
- 503 三尖弁
- 505 僧帽弁
- 500 右心室
- 498 左心室
- 511 腱索
- 512 乳頭筋
- 510 心室中隔

- 497 left atrium [LA]
- 498 left ventricle [LV]
- 499 right atrium [RA]
- 500 right ventricle [RV]
- 501 semilunar valve
- 502 pulmonary valve
- 503 tricuspid valve
- 504 aortic valve
- 505 mitral valve
- 506 oval fossa （右心房側の中核にある卵形の陥没。胎児期の卵円孔 [432] の遺残物）

後半戦もそろそろ大詰めらけろ、最初のころに勉強した単語はまだちゃんと覚えていゆ？

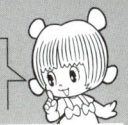

Chapter 1
Chapter 2
Chapter 3
Chapter 4

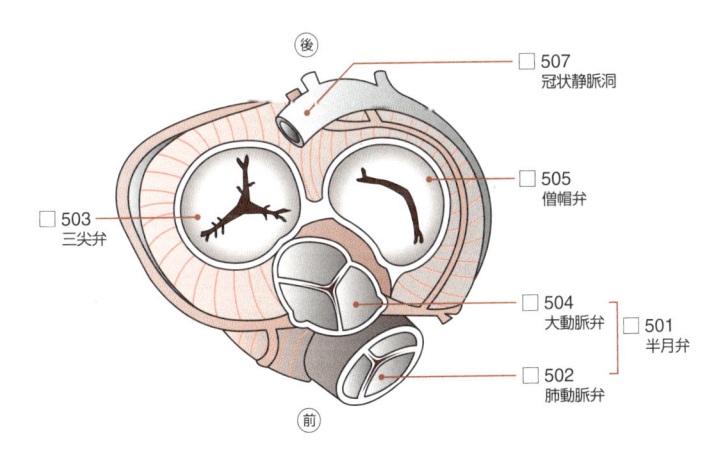

後

- 507 冠状静脈洞
- 505 僧帽弁
- 503 三尖弁
- 504 大動脈弁
- 502 肺動脈弁
- 501 半月弁

前

- ☐ 507 **coronary sinus**（心臓の後面の、心房と心室の間の冠状溝にある、大きな静脈）
- ☐ 508 **opening of coronary sinus**
- ☐ 509 **interatrial septum**（左右の心房間の隔壁）
- ☐ 510 **interventricular septum**（左右の心室間の隔壁）
- ☐ 511 **tendinous cords**（乳頭筋から僧帽弁、三尖弁につながる索状構造）
- ☐ 512 **papillary muscle**（心室内にある円錐状に隆起した筋肉）

Unit 2 内分泌系
Endoclrine System

□ Day 33

Listen)) CD-65

□ 513 ★ ❶発音注意
pineal body
[píniəl bádi]
ピニアL / バディ

▶ 名 松果体
= pineal gland L corpus pineale
➕ 形 pineal (松果状の) ▶ 名 pine (マツ)
➕ メラトニンとセロトニンを分泌する。

□ 514 ★ ❶発音注意
melatonin
[mèlətánin]
メラタニン

▶ 名 メラトニン
➕ メラトニンの分泌は、睡眠・覚醒のサイクルや光の明暗のサイクルと連動している。

□ 515 ★ ❶発音注意
pituitary gland
[pitjú:ətèri glǽnd]
ピテューアテリ / Gランド

▶ 名 下垂体
= hypophysis
➕ 形 pituitary (下垂体の)
➕ 「脳下垂体」ともいう。

□ 516 ★ ❶発音注意
adenohypophysis
[ædinouhaipáfisis]
アディノウハイパフィシS

▶ 名 腺性下垂体、下垂体前葉
= lobus anterior hypophyseos (下垂体前葉)

□ 517 ★ ❶発音注意
neurohypophysis
[njùərəhaipáfisis]
ニュアラハイパフィシS

▶ 名 神経(性)下垂体、下垂体後葉

□ 518 ❶発音注意
superior hypophysial artery
[səpíəriər haipoufəzí:əl á:rtəri]
サピアリアー / ハイポウファジーアL / アータリ

▶ 名 上下垂体動脈
L arteria hypophysialis superior

□ 519 ❶発音注意
hypophysial portal veins
[haipoufəzí:əl pɔ́:rtl véinz]
ハイポウファジーアL / ポーTL / ヴェインZ

▶ 名 下垂体門脈
➕ 名 portal vein (門脈)
➕ 門脈とは毛細血管と毛細血管の間に存在する静脈のこと。

□ 520 ❶発音注意
inferior hypophysial artery
[infíəriər haipoufəzí:əl á:rtəri]
インフィアリアー / ハイポウファジーアL / アータリ

▶ 名 下下垂体動脈
L arteria hypophysialis inferior

Endocrine System

Illustrations 513-520

内分泌系臓器はホルモンとその働きも一緒に覚えるとよい。諸君、頑張りたまえ！

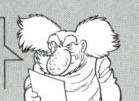

- ☐ 513 松果体
- ☐ 514 メラトニン
- ☐ 515 下垂体
- ☐ 516 腺性下垂体
- ☐ 517 神経下垂体
- ☐ 518 上下垂体動脈
- ☐ 519 下垂体門脈
- ☐ 520 下下垂体動脈

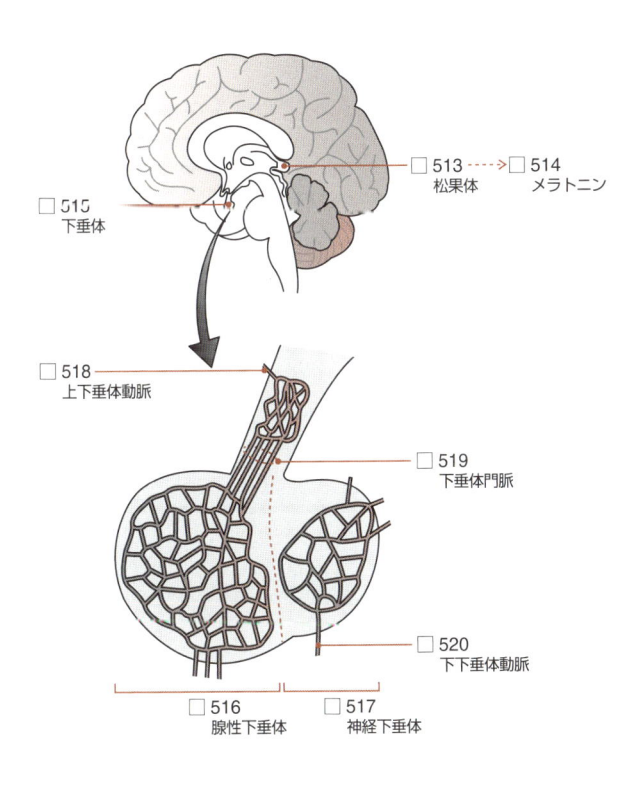

- ☐ 513 **pineal body**（左右の大脳半球の中間、間脳の上方にある内分泌器官）
- ☐ 514 **melatonin**
- ☐ 515 **pituitary gland**（間脳下面から垂れ下がる内分泌器官）
- ☐ 516 **adenohypophysis**
- ☐ 517 **neurohypophysis**
- ☐ 518 **superior hypophysial artery**
- ☐ 519 **hypophysial portal veins**
- ☐ 520 **inferior hypophysial artery**

Unit 2

□ Day 33

Listen))) CD-66

□ 521 ★
thyroid gland
[θáiərɔid glǽnd]
θァイアロイD / Gラン D

名 甲状腺
- チロキシン (T4) [526] とカルシトニン [527] を分泌する内分泌腺。

□ 522 ❶発音注意
pyramidal lobe
[pirǽmədl lóub]
ピラマDL / ロウB

名 錐体葉
- 形 pyramidal (錐体の) ▸ 名 pyramid (錐体)
- 「錐体」という言葉は多少とも錐体をイメージできるものに対して広く使われる。

□ 523 ★
parathyroid gland
[pæ̀rəθáiərɔid glǽnd]
パラθァイアロイD / Gラン D

名 上皮小体、副甲状腺
- 形 parathyroid (上皮小体の) ▸ para- (傍ら) + 名 thyroid (甲状腺) カルシウムとリンの代謝を調節するホルモンであるパラトルモン [528] を分泌する内分泌腺。

□ 524 ❶発音注意
isthmus of thyroid gland
[ísməs əv θáiərɔid glǽnd]
イSマS / アV / θァイアロイD / Gラン D

名 甲状腺峡部
- L *isthmus glandulae thyroideae*
- 名 isthmus (峡<部>) ▸ 形 isthmoid (峡<部>の)

□ 525 ★
thyroid cartilage
[θáiərɔid kɑ́ːrtəlidʒ]
θァイアロイD / カータリジ

名 甲状軟骨
- L *cartilago thyroidea*
- 喉頭最大の軟骨組織で正中の隆起は喉頭隆起 (喉仏) となる。

□ 526 ★ ❶発音注意
thyroxine
[θàiərɑ́ksiːn]
θァイアラKシーン

名 チロキシン、サイロキシン
- = tetraiodothyronine (T4) (テトラヨードサイロニン)
- T4は代謝され、トリヨードサイロニン (T3) になり熱産生を高める作用がある。

□ 527 ★ ❶発音注意
calcitonin
[kælsətóunin]
キャLサトウニン

名 カルシトニン
- = thyrocalcitonin (サイロカルシトニン)
- 血中カルシウム濃度を下げる作用がある。

□ 528 ★ ❶発音注意
parathormone [PTH]
[pæ̀rəθɔ́ːrmoun]
パラθオーモウン

名 パラトルモン
- 血中カルシウム濃度を上昇させる作用がある。

Illustrations 521-528
Endocrine System

隣り合わせの甲状腺と副甲状腺（上皮小体）はカルシウム調節をめぐって対立関係にあるのだよ。

- 521 甲状腺
- 522 錐体葉
- 523 上皮小体
- 524 甲状腺峡部
- 525 甲状軟骨
- 526 チロキシン
- 527 カルシトニン
- 528 パラトルモン

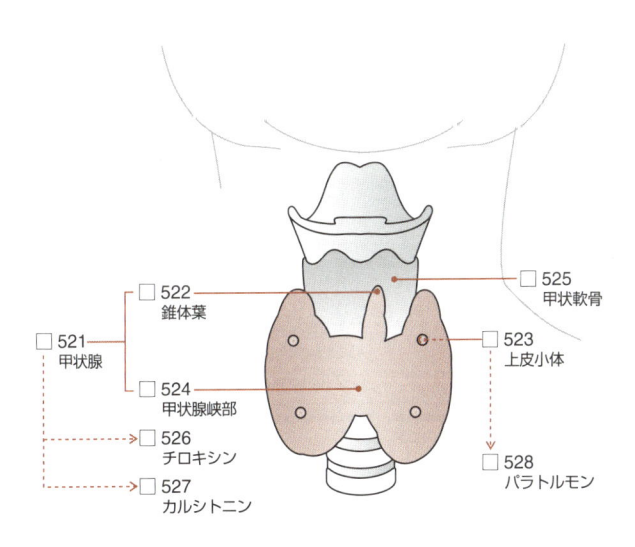

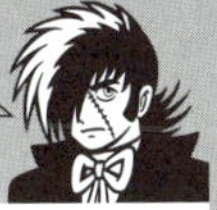

521 **thyroid gland**	524 **isthmus of thyroid gland**（左右の側葉を結ぶ甲状腺の中心部）
522 **pyramidal lobe**（甲状腺峡部から上方に伸びる腺葉）	525 **thyroid cartilage**
523 **parathyroid gland**（甲状腺の後面に2対＜計4個＞ある米粒大の内分泌腺）	526 **thyroxine**
	527 **calcitonin**
	528 **parathormone [PTH]**

Unit 2

□Day 34

Listen))) CD-67

□ 529 ★
head of pancreas
[héd əv pǽnkriəs]
ヘD / アV / パンKリアS

名 膵頭(すいとう)
- L *caput pancreatis*

□ 530 ★
body of pancreas
[bádi əv pǽnkriəs]
バディ / アV / パンKリアS

名 膵体(すいたい)
- L *corpus pancreatis*

□ 531 ★
tail of pancreas
[téil əv pǽnkriəs]
テイL / アV / パンKリアS

名 膵尾(すいび)
- L *cauda pancreatis*

□ 532 　❶発音注意
endocrine part of pancreas
[éndəkrin pά:rt əv pǽnkriəs]
エンダKリン / パーT / アV / パンKリアS

名 膵臓内分泌部(すいぞうないぶんぴつぶ)
- L *pars endocrina pancreatis*
- ✚ 膵臓の内分泌機能をつかさどる細胞集団で、膵島(すいとう)(ランゲルハンス島)[533]に相当する。

□ 533 ★　❶発音注意
pancreatic islets
[pæ̀nkriǽtik áilits]
パンKリアティK / アイリTS

名 膵島(すいとう)、ランゲルハンス島
- = islet of Langerhans
- ✚ 外分泌腺組織(がいぶんぴせんそしき)の間に点在する、膵臓の内部分泌部分を構成する細胞塊。

□ 534 ★　❶発音注意
glucagon
[glú:kəgàn]
GルーカガN

名 グルカゴン
- ✚ 肝臓のグリコーゲンの分解を促進し、血糖値(けっとう)を上昇させる。膵島のA細胞がグルカゴンを分泌する。

□ 535 ★　❶発音注意
insulin
[ínsəlin]
インサリン

名 インスリン
- ✚ 肝臓のグリコーゲン合成を促進し、血糖値(けっとう)を低下させる。膵島のB細胞がインスリンを分泌する。

□ 536　❶発音注意
somatostatin
[səmæ̀təstǽtin]
サマタSタチン

名 ソマトスタチン
- ✚ インスリンとグルカゴンの分泌を抑制する。膵島のD細胞がソマトスタチンを分泌する。

Endocrine System

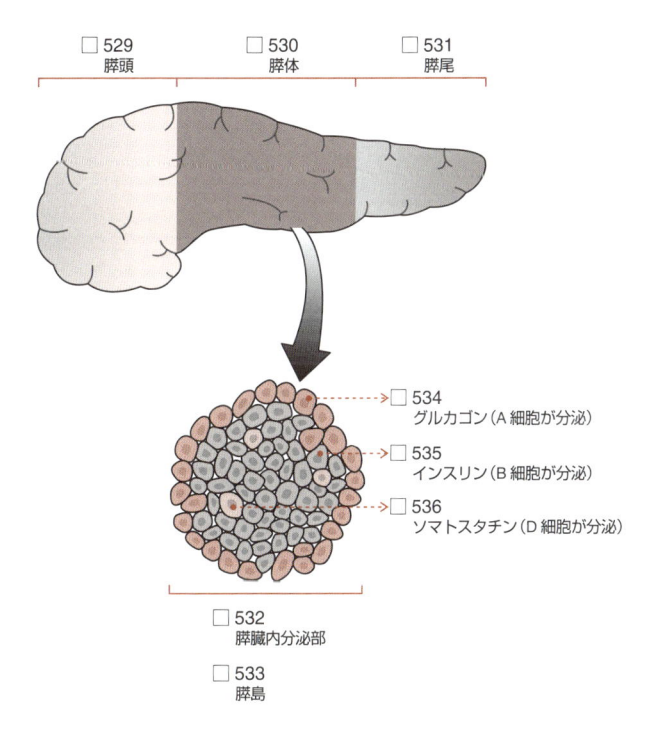

Illustrations 529-536

膵臓には外分泌腺と内分泌腺の両方が含まれているんだ。

- 529 膵頭
- 530 膵体
- 531 膵尾
- 534 グルカゴン（A 細胞が分泌）
- 535 インスリン（B 細胞が分泌）
- 536 ソマトスタチン（D 細胞が分泌）
- 532 膵臓内分泌部
- 533 膵島

529 **head of pancreas**（膵臓右端の頭部）	532 **endocrine part of pancreas**
530 **body of pancreas**	533 **pancreatic islets**
531 **tail of pancreas**（膵臓の左端の脚部）	534 **glucagon**
	535 **insulin**
	536 **somatostatin**

Unit 2

☐ Day 34

Listen))) CD-68

☐ 537 ★
adrenal gland
[ədríːnl glænd]
アDリーNL / Gランド

副腎、腎上体
= suprarenal gland、adrenal

☐ 538 ★
adrenal cortex
[ədríːnl kɔ́ːrteks]
アDリーNL / コーテKS

副腎皮質
- cortex (皮質) ▶ ⇔ medulla (髄質)
- 鉱質コルチコイド、糖質コルチコイドおよび少量のアンドロゲンを分泌する。

☐ 539 ★ ❶発音注意
aldosterone
[ældástəroun]
アLダSタロウン

アルドステロン
- 代表的な鉱質コルチコイド。遠位尿細管のナトリウムとカリウムの交換を促進させ、ナトリウムの再吸収やカリウムと水素の喪失を引き起こす。

☐ 540 ★ ❶発音注意
cortisol
[kɔ́ːtisɔːl]
コーティソーL

コルチゾール
- 代表的な糖質コルチコイド。糖の再生や脂肪の分解を促進し、蛋白合成を抑制し、炎症反応や免疫応答を抑制する。

☐ 541 ★ ❶発音注意
androgen
[ǽndroudʒən]
アンDロウジャン

アンドロゲン、男性ホルモン
- 男性生殖器および男性第二次性徴に対する作用のほか、中枢神経系に対する作用を持つ。

☐ 542 ★ ❶発音注意
adrenal medulla
[ədríːnl mədʌ́lə]
アDリーNL / マダラ

副腎髄質
- medulla (髄質) ▶ ⇔ cortex (皮質)
- カテコーラミン (エピネフリンとノルエピネフリン) を産生する細胞から成る。

☐ 543 ★ ❶発音注意
epinephrine
[èpənéfrin]
エパネFリン

エピネフリン
= adrenaline (アドレナリン)
- 心拍や心収縮力の増加、血管の収縮・拡張、細気管支や腸の平滑筋の弛緩、糖原などの代謝作用効果がある。

☐ 544 ★ ❶発音注意
norepinephrine
[nɔ̀ːrepənéfrin]
ノーエパネFリン

ノルエピネフリン
= noradrenaline (ノルアドレナリン)
- エピネフリンより量が少なく、低血圧や身体的ストレスに反応して分泌される。

Illustrations 537-544
Endocrine System

副腎の皮質は中胚葉由来、髄質は外胚葉由来で機能的にも全く異なっているんじゃ。

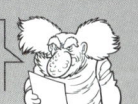

- 537 副腎
- 538 副腎皮質
  - 539 アルドステロン
  - 540 コルチゾール
  - 541 アンドロゲン
- 542 副腎髄質
  - 543 エピネフリン
  - 544 ノルエピネフリン

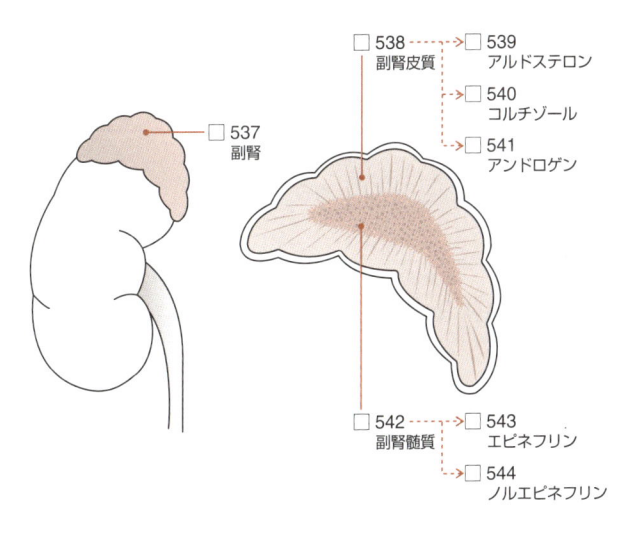

- 537 **adrenal gland**（腎臓の上にある内分泌器官）
- 538 **adrenal cortex**
- 539 **aldosterone**
- 540 **cortisol**
- 541 **androgen**
- 542 **adrenal medulla**
- 543 **epinephrine**
- 544 **norepinephrine**

Unit 3

呼吸器系
Respiratory System

☐ Day 35

Listen)) CD-69

☐ 545 ★

larynx

[lǽriŋks]
ラリンGKS

名 喉頭
- **複** larynges
- **形** laryngeal（喉頭の）▶**例** laryngeal polyp（喉頭ポリープ）

☐ 546

epiglottic cartilage

[èpəglάtik kάːrtəlidʒ]
エパGラティK / カータリジ

名 喉頭蓋軟骨
- **L** cartilago epiglottica
- ➕ **形** epiglottic（喉頭蓋の）
- ➕ **名** cartilage（軟骨）

☐ 547 ★

epiglottis

[èpəglάtis]
エパGラティS

名 喉頭蓋
- **形** epiglottic（喉頭蓋の）▶**例** epiglottic folds（喉頭蓋ヒダ）

☐ 548 ★   ❶ 発音注意

cricoid cartilage

[krάikɔid kάːrtəlidʒ]
KライコイD / カータリジ

名 輪状軟骨
- **L** cartilago cricoidea
- ➕ **形** cricoid（輪状の）
- ➕ **名** cartilage（軟骨）

☐ 549   ❶ 発音注意

conus elasticus

[kóunəs ilǽstikus]
コウナS / イラSティクS

名 弾性円錐
- ＝ cricovocal membrane
- ➕ **L** conus（円錐）
- ➕ **L** elasticus（弾性の）

☐ 550

corniculate cartilage

[kɔːrníkjuleit kάːrtəlidʒ]
コーニキュレイT / カータリジ

名 小角軟骨
- **L** cartilago corniculata
- ➕ **形** corniculate（小角状の）
- ➕ **名** cartilage（軟骨）

☐ 551 ★   ❶ 発音注意

arytenoid cartilage

[ærətíːnɔid kάːrtəlidʒ]
アラティーノイD / カータリジ

名 披裂軟骨
- **L** cartilago arytenoidea
- ➕ **形** arytenoid（披裂の）
- ➕ **名** cartilage（軟骨）

☐ 552 ★   ❶ 発音注意

hyoid bone

[hάiɔid bóun]
ハイオイD / ボウN

名 舌骨
- ➕ **形** hyoid（舌骨の、U字形の）

□ Day 35

Listen 🔊 CD-70

□ 553 ★
vocal ligament

[vóukəl lígəmənt]
ヴォウカL / **リ**ガマンT

▶ 名 声帯靭帯
- L *ligamentum vocale*
- ⊕ 形 vocal (声の、音声の)

□ 554
vestibule of larynx

[vèstəbjùːl əv lǽriŋks]
ヴェSタビュー L / アV / **ラ**リンGKS

▶ 名 喉頭前庭
- L *vestibulum laryngis*

□ 555
laryngeal inlet

[ləríndʒiəl ínlet]
ラ**リ**ンジアL / **イ**ンレT

▶ 名 喉頭口
- L *aditus laryngis*
- ⊕ 形 laryngeal (喉頭の)
- ⊕ 名 inlet (入り口)

□ 556   ❶発音注意
rima vestibuli

[ráimə vestíbjuːlai]
ライマ / ヴェS**ティ**ビューライ

▶ 名 前庭裂
- = false glottis
- ⊕ 名 rima (裂)

□ 557
vestibular fold

[vestíbjulər fóuld]
ヴェS**ティ**ビュラー / **フォ**ウLD

▶ 名 前庭ヒダ、室ヒダ
- = plica vestibularis (室ヒダ)
- ⊕ 名 fold (ヒダ)

□ 558   ❶発音注意
rima glottidis

[ráimə glátides]
ライマ / G**ラ**ティデS

▶ 名 声門裂
- = rima vocalis
- ⊕ 名 rima (裂)
- ⊕ L *glottidis* (声門の)

□ 559 ★
vocal fold

[vóukəl fóuld]
ヴォウカL / **フォ**ウLD

▶ 名 声帯ヒダ、声帯
- = vocal cord
- L *plica vocalis*
- ⊕ 形 vocal (声の、音声の)

□ 560 ★
glottis

[glátis]
G**ラ**ティS

▶ 名 声門
- 複 glottides
- 形 glottic (声門の) ▶ 例 glottic spasm (声門痙攣)

Chapter 1
Chapter 2
Chapter 3
Chapter 4

Respiratory System

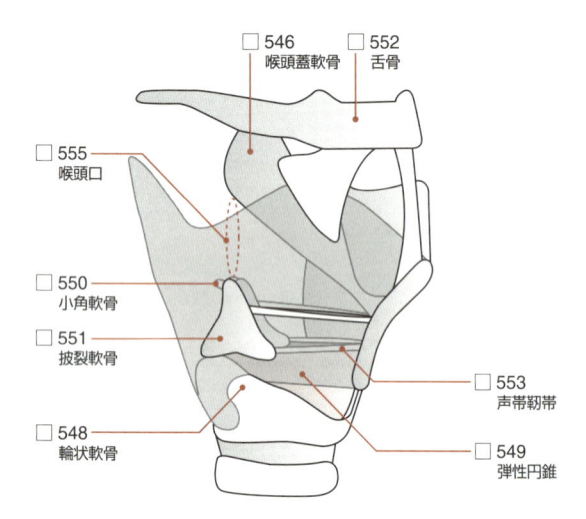

Illustrations 545-560

- ☐ 546 喉頭蓋軟骨
- ☐ 552 舌骨
- ☐ 555 喉頭口
- ☐ 550 小角軟骨
- ☐ 551 披裂軟骨
- ☐ 548 輪状軟骨
- ☐ 553 声帯靭帯
- ☐ 549 弾性円錐

- ☐ 545 **larynx**（咽頭と気管の間にある気道の一部）
- ☐ 546 **epiglottic cartilage**
- ☐ 547 **epiglottis**
- ☐ 548 **cricoid cartilage**
- ☐ 549 **conus elasticus**（輪状軟骨と声帯靭帯の間の部分）
- ☐ 550 **corniculate cartilage**（披裂軟骨の上にある小さな円錐状の軟骨）
- ☐ 551 **arytenoid cartilage**（輪状軟骨の上にある、左右1対の錐体形の軟骨）

喉頭の複雑な構造は、気道・食道間の調節や発声など、この器官が持つ多くの機能を物語る。

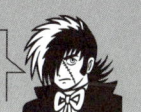

喉頭の断面を正面から見た図

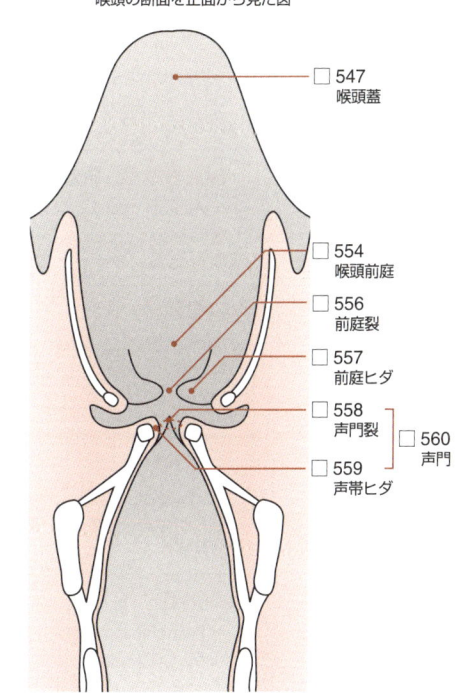

- 547 喉頭蓋
- 554 喉頭前庭
- 556 前庭裂
- 557 前庭ヒダ
- 558 声門裂
- 559 声帯ヒダ
- 560 声門
- 545 喉頭

- □ 552 **hyoid bone**
- □ 553 **vocal ligament**（弾性円錐上縁にあり、甲状軟骨から披裂軟骨へ伸びる帯）
- □ 554 **vestibule of larynx**
- □ 555 **laryngeal inlet**（喉頭から咽頭への開口部）
- □ 556 **rima vestibuli**
- □ 557 **vestibular fold**
- □ 558 **rima glottidis**（左右の声帯ヒダの間の部分）
- □ 559 **vocal fold**
- □ 560 **glottis**

Unit 3

☐ Day 36

Listen)) CD-71

561 ★ ❶発音注意
trachea
[tréikiə]
Tレイキア

名 気管
複 tracheae
形 tracheal (気管の) ▶ 例 tracheal bifurcation (気管分岐部)

562 ★ ❶発音注意
tracheal cartilage
[tréikiəl ká:rtəlidʒ]
TレイキアL / カータリジ

名 気管軟骨、気管輪
= tracheal ring
➕ 名 cartilage (軟骨)

563 ★ ❶発音注意
carina of trachea
[kəráinə əv tréikiə]
カライナ / アV / Tレイキア

名 気管竜骨、気管カリナ
= tracheal carina
L carina tracheae
➕ 名 carina (竜骨 <中央の隆起した部分を指す>)

564 ★ ❶発音注意
tracheal bifurcation
[tréikiəl bàifərkéiʃən]
TレイキアL / バイファーケイシャン

名 気管分岐部
L bifurcatio tracheae
➕ bifurcation ▶ bi- (2重、2倍) + 名 furcation (分岐部)

565 ★ ❶発音注意
bronchus
[bráŋkəs]
BランGカS

名 気管支
= windpipe 複 bronchi
形 bronchial (気管支の) ▶ 例 bronchial asthma (気管支喘息)

566 ★ ❶発音注意
bronchiole
[bráŋkiòul]
BランGキオゥL

名 細気管支
形 bronchiolar (細気管支の) ▶ 例 bronchiolar carcinoma (細気管支癌)
➕ -ole (小さいもの)

567
alveolar sac
[ælvíːələr sæk]
アLヴィーアラー / サK

名 肺胞嚢
L sacculus alveolaris
➕ 形 alveolar (肺胞の) ▶ 名 alveolus (肺胞)

568 ★
alveolus
[ælvíːouləs]
アLヴィーオウラS

名 肺胞
複 alveoli
形 alveolar (肺胞の) ▶ 例 alveolar gas (肺胞気)
➕ 肺胞嚢の壁にあるさらに小さな袋状構造。

☐ Day 36

Listen 》CD-72

☐ 569 ★
lung
[lʌ́ŋ]
ランG

名 肺
▶ **L** *pulmo* ▶ **➕ 形** pulmonary（肺の）▶ **例** pulmonary edema（肺水腫）

☐ 570 ★ ❶発音注意
apex of lung
[éipeks əv lʌ́ŋ]
エイペKS / アV / ランG

名 肺尖
L *apex pulmonis*
➕ 名 apex（尖）▶ ⇔ base（底、基底） ＊ p. 172「apex（尖）と base（底）」を参照。

☐ 571 ★
upper lobe
[ʌ́pər lóub]
アパー / ロウB

名 上葉
= superior lobe
➕ 形 superior（上の）▶ ⇔ inferior（下の）

☐ 572 ★
middle lobe
[mídl lóub]
ミDL / ロウB

名 中葉
➕ 左肺は上下二葉から構成され、中葉はない。

☐ 573 ★
lower lobe
[lóuər lóub]
ロウアー / ロウB

名 下葉
= inferior lobe
➕ 形 inferior（下の）▶ ⇔ superior（上の）

☐ 574 ★ ❶発音注意
hilum of lung
[háiləm əv lʌ́ŋ]
ハイラM / アV / ランG

名 肺門
L *hilum pulmonis*
➕ 名 hilum（門＜脈管や神経が出入りする部分＞）
▶ **形** hilar（門の）▶ **例** hilar lymph nodes（肺門リンパ節）

☐ 575
cardiac impression (on lung)
[ká:rdiæk impréʃən (ən lʌ́ŋ)]
カーディアK / イMPレシャン / (アン / ランG)

名 (肺の)心圧痕
L *impressio cardiaca pulmonis*

☐ 576 ★
base of lung
[béis əv lʌ́ŋ]
ベイS / アV / ランG

名 肺底
L *basis pulmonis*
➕ 名 base（底、基底）▶ ⇔ apex（尖） ＊ p. 172「apex（尖）と base（底）」を参照。

Respiratory System

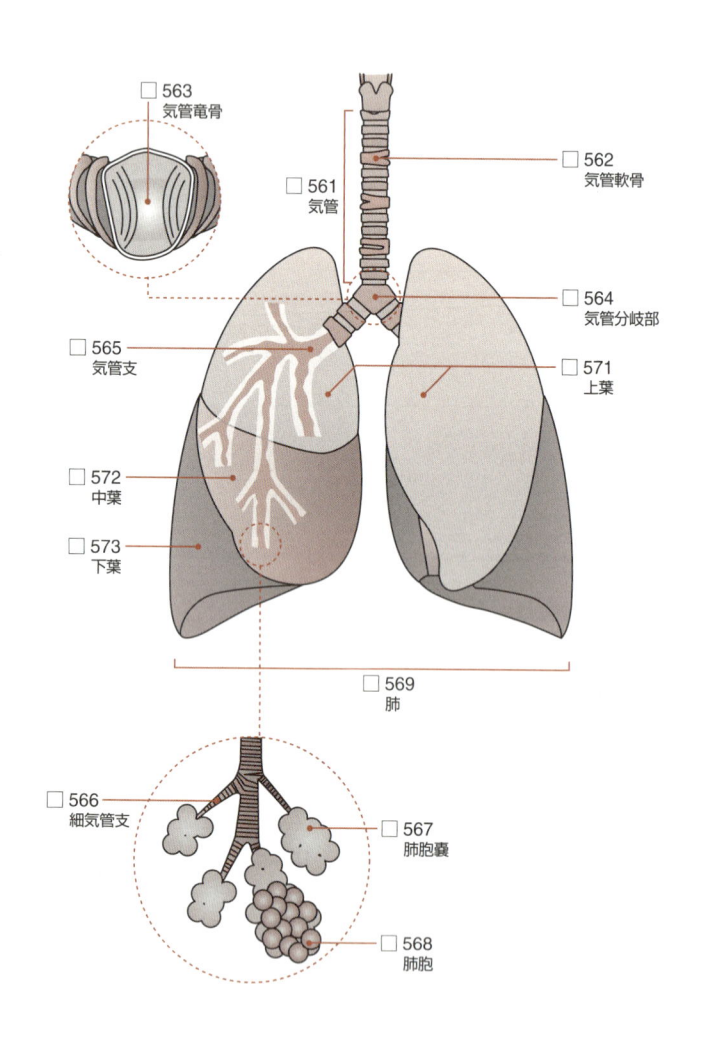

Illustrations 561-576

- 561 気管
- 562 気管軟骨
- 563 気管竜骨
- 564 気管分岐部
- 565 気管支
- 566 細気管支
- 567 肺胞嚢
- 568 肺胞
- 569 肺
- 571 上葉
- 572 中葉
- 573 下葉

同じ気道れも、気管から末梢にかけて呼び名が異なゆのよさ。

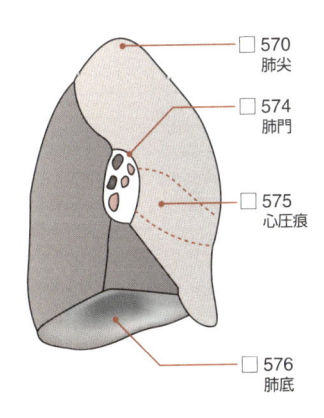

- 570 肺尖
- 574 肺門
- 575 心圧痕
- 576 肺底

- □ 561 trachea
- □ 562 tracheal cartilage（気管骨格を形成する16〜20個の馬蹄形の軟骨）
- □ 563 carina of trachea（気管分岐部の内腔にある突出した軟骨）
- □ 564 tracheal bifurcation
- □ 565 bronchus
- □ 566 bronchiole
- □ 567 alveolar sac（細気管支から肺胞管に続く袋状の気道部分）
- □ 568 alveolus
- □ 569 lung
- □ 570 apex of lung
- □ 571 upper lobe
- □ 572 middle lobe
- □ 573 lower lobe
- □ 574 hilum of lung（左右の肺の内側中央にあり、気管支、血管、神経、リンパ管が出入りする陥没部分）
- □ 575 cardiac impression (on lung)（心臓によって生じる肺表面の陥没）
- □ 576 base of lung

Unit 4 消化器系
Digestive System

□ Day 37

Listen)) CD-73

□ 577 ★
fauces
[fɔ́ːsiːz]
フォーシーZ

名 口峡
= oropharyngeal passage

□ 578 ★ ❶発音注意
pharynx
[færiŋks]
ファリンGKS

名 咽頭
複 pharynges
形 pharyngeal（咽頭の）▶ **例** pharyngeal reflex（咽頭反射）

□ 579 ★ ❶発音注意
esophagus
[isɑ́fəgəs]
イサファガS

名 食道
複 esophagi
形 esophageal（食道の）▶ **例** esophageal hiatus（食道裂孔）

□ 580 ★
digestive tract
[didʒéstiv trǽkt]
ディジェSティV / TラKT

名 消化管
● **形** digestive（消化の）▶ **名** digestion（消化）
● **名** tract（通路、道）
● 口から咽頭、食道、胃、腸、肛門までの管。

□ 581 ★ ❶発音注意
serosa
[siróusə]
シロウサ

名 漿膜
L tunica serosa

□ 582 ★ ❶発音注意
muscularis
[mʌ̀skjuleiris]
マSキュレイリS

名 筋層
= muscular layer
L tunica muscularis
● **形** muscular（筋の）▶ **名** muscle（筋、筋肉）

□ 583 ★ ❶発音注意
submucosa
[sʌ̀bmjuːkóusə]
サBミューコウサ

名 粘膜下層
形 submucosal（粘膜下の）▶ **例** submucosal tumor（粘膜下腫瘍）
L tela submucosa、tunica submucosa

□ 584 ★
mucosa
[mjukóusə]
ミュコウサ

名 粘膜
形 mucosal（粘膜の）▶ **例** mucosal injury（粘膜傷害）
L tunica mucosa

Illustrations 577-584
Digestive System

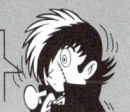

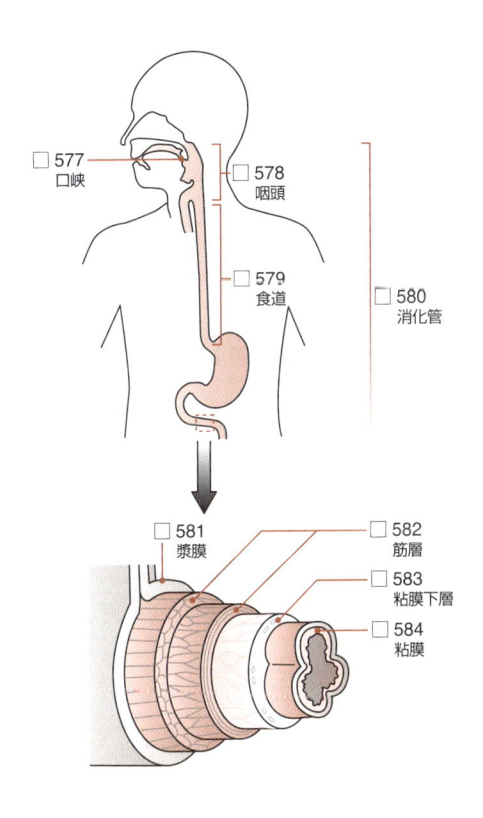

食道から肛門までは約19mもあり、基本構造は内腔側から粘膜、筋層、漿膜（または外膜）となる。

- 577 口峡
- 578 咽頭
- 579 食道
- 580 消化管
- 581 漿膜
- 582 筋層
- 583 粘膜下層
- 584 粘膜

- 577 **fauces**（口腔と咽頭の間の軟口蓋[410]と舌根に囲まれた狭い空間）
- 578 **pharynx**
- 579 **esophagus**（消化管の咽頭から胃までの部分）
- 580 **digestive tract**
- 581 **serosa**（臓器の外表を覆い、中皮細胞を含む）
- 582 **muscularis**（内側の輪状筋層と外側の縦層筋層の二層の薄い平滑筋から成る）
- 583 **submucosa**（筋層と粘膜筋板を結ぶ疎性結合組織）
- 584 **mucosa**（粘膜は、粘膜上皮細胞、粘膜固有層および粘膜筋板から成る）

Unit 4

☐ Day 37

Listen 》CD-74

☐ 585 ★
stomach

[stʌ́mək]
S**タ**マK

▶ **名** 胃
G gaster　**L** ventriculus
形 gastric (胃の) ▶ **例** gastric ulcer (胃潰瘍)

☐ 586 ★
cardia

[káːrdiə]
カーディア

▶ **名** 噴門
L pars cardiaca gastricae
形 cardiac, cardial (心臓の、噴門の) ▶ **例** cardial glands (噴門腺)

☐ 587 ★
fundus of stomach

[fʌ́ndəs əv stʌ́mək]
ファンダS / アV / S**タ**マK

▶ **名** 胃底
= gastric fundus
L fundus gastricus
⊕ 名 fundus (底、基部) ▶ **形** fundic (底部の)

☐ 588 ★
body of stomach

[bɑ́di əv stʌ́mək]
バディ / アV / S**タ**マK

▶ **名** 胃体
= gastric body
L corpus gastricum

☐ 589 ★ ❶発音注意
pyloric antrum

[pailɔ́ːrik ǽntrəm]
パイ**ロー**リK / **ア**ンTラM

▶ **名** 幽門前庭、幽門洞
= antrum
L antrum pyloricum
⊕ 名 antrum (洞)

☐ 590 ★ ❶発音注意
pylorus

[pailɔ́ːrəs]
パイ**ロー**ラS

▶ **名** 幽門
複 pylori
形 pyloric (幽門の) ▶ **例** pyloric sphincter (muscle) (幽門括約筋)

☐ 591 ★ ❶発音注意
duodenum

[djùːədíːnəm]
デューア**ディー**ナM

▶ **名** 十二指腸
複 duodena
形 duodenal (十二指腸の) ▶ **例** duodenal ulcer (十二指腸潰瘍)

☐ 592 ★
small intestine

[smɔ́ːl intéstin]
S**モー**L / イン**テ**Sティン

▶ **名** 小腸
L intestinum tenue
⊕ 十二指腸 [591]、空腸 [593]、回腸 [594] から構成される。

Digestive System

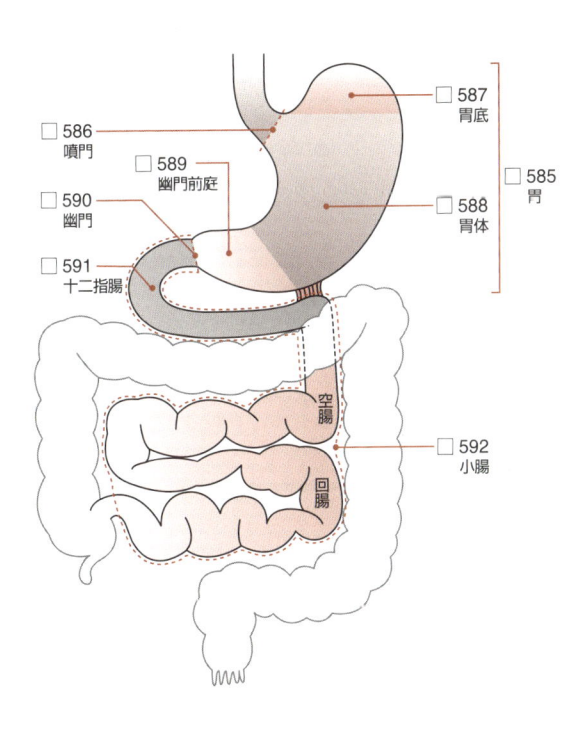

Illustrations 585-592

「胃底」は「底」とは言うものの胃の上部に位置するので要注意だ。

- 586 噴門
- 589 幽門前庭
- 590 幽門
- 591 十二指腸
- 587 胃底
- 588 胃体
- 585 胃
- 空腸
- 回腸
- 592 小腸

- ☐ 585 **stomach**
- ☐ 586 **cardia**（食道から胃に続く入り口の部分）
- ☐ 587 **fundus of stomach**
- ☐ 588 **body of stomach**
- ☐ 589 **pyloric antrum**（胃の幽門の前方部分）
- ☐ 590 **pylorus**（胃から腸への、十二指腸へと続く出口）
- ☐ 591 **duodenum**（胃の幽門部から続く、小腸の最初の部分）
- ☐ 592 **small intestine**

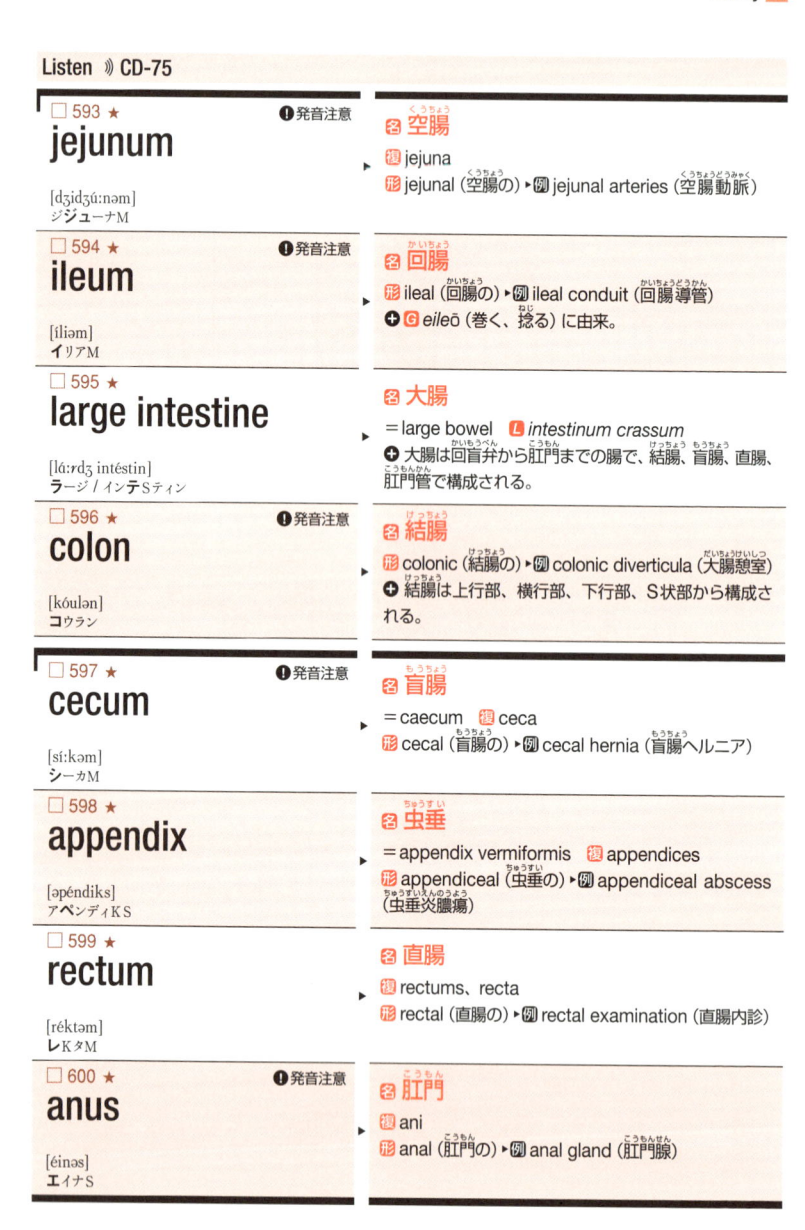

Unit 4

☐ Day 38

Listen 》CD-75

☐ 593 ★ jejunum　❶発音注意
[dʒidʒúːnəm]
ジ**ジューナ**M

名 空腸
- **複** jejuna
- **形** jejunal（空腸の）▶ **例** jejunal arteries（空腸動脈）

☐ 594 ★ ileum　❶発音注意
[íliəm]
イリアM

名 回腸
- **形** ileal（回腸の）▶ **例** ileal conduit（回腸導管）
- ➕ **G** eileō（巻く、捻る）に由来。

☐ 595 ★ large intestine
[láːrdʒ intéstin]
ラージ / インテ**ス**ティン

名 大腸
- = large bowel　**L** intestinum crassum
- ➕ 大腸は回盲弁から肛門までの腸で、結腸、盲腸、直腸、肛門管で構成される。

☐ 596 ★ colon　❶発音注意
[kóulən]
コウラン

名 結腸
- **形** colonic（結腸の）▶ **例** colonic diverticula（大腸憩室）
- ➕ 結腸は上行部、横行部、下行部、S状部から構成される。

☐ 597 ★ cecum　❶発音注意
[síːkəm]
シーカM

名 盲腸
- = caecum　**複** ceca
- **形** cecal（盲腸の）▶ **例** cecal hernia（盲腸ヘルニア）

☐ 598 ★ appendix
[əpéndiks]
ア**ペン**ディKS

名 虫垂
- = appendix vermiformis　**複** appendices
- **形** appendiceal（虫垂の）▶ **例** appendiceal abscess（虫垂炎膿瘍）

☐ 599 ★ rectum
[réktəm]
レKタm

名 直腸
- **複** rectums, recta
- **形** rectal（直腸の）▶ **例** rectal examination（直腸内診）

☐ 600 ★ anus　❶発音注意
[éinəs]
エイナS

名 肛門
- **複** ani
- **形** anal（肛門の）▶ **例** anal gland（肛門腺）

Digestive System

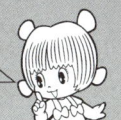

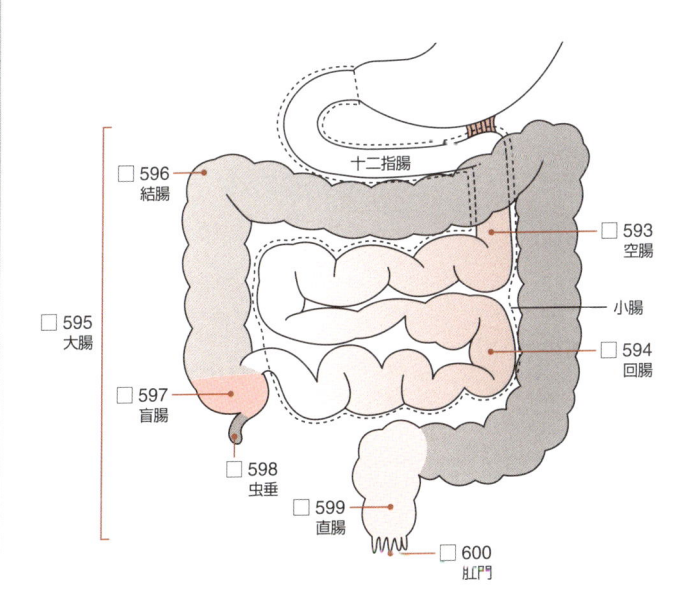

Illustrations 593-600

毎日の勉強に飽きてきたや、医療関係のドラマや映画を見ゆといい気分転換になゆのよさ。

- 596 結腸
- 595 大腸
- 597 盲腸
- 598 虫垂
- 599 直腸
- 600 肛門
- 十二指腸
- 593 空腸
- 小腸
- 594 回腸

- 593 **jejunum**（十二指腸と回腸の間の、長さ約 2.4m の部分）
- 594 **ileum**（小腸の遠位 5 分の 3 の領域）
- 595 **large intestine**（回腸弁＜回腸から盲腸への開口部＞から肛門までの腸）
- 596 **colon**（盲腸から直腸までの部分）
- 597 **cecum**（回腸末端から下方にある袋状の部分）
- 598 **appendix**（盲腸から伸びる、長さ約 8cm の小突起）
- 599 **rectum**
- 600 **anus**

Unit 4

☐ Day 38

Listen)) CD-76

☐ 601 ★
liver
[lívər]
リヴァー

名 肝臓
- **L** *hepar*
- **形** hepatic (肝の、肝性の) ▸ **例** hepatic coma (肝性昏睡)

☐ 602
right lobe
[ráit lóub]
ラィT / ロゥB

名 右葉
- **L** *lobus dexter*
- ⊕ 肝臓は肝鎌状間膜によって2つの主葉 (右葉と左葉) に分けられる。

☐ 603
left lobe
[léft lóub]
レFT / ロゥB

名 左葉
- **L** *lobus sinister*

☐ 604
falciform ligament of liver
[fǽlsifɔːrm lígəmənt əv lívər]
ファLシフォーM / リガマンT / アV / リヴァー

名 肝鎌状間膜
- **L** *ligamentum falciforme hepatis*
- ⊕ **形** falciform (鎌状の)

☐ 605 ★
gallbladder
❶発音注意
[gɔ́ːlblædər]
ゴーLBラダー

名 胆嚢
- = gall bladder、cholecyst
- **L** *vesica biliaris*
- ⊕ 胆汁を貯蔵する袋。

☐ 606 ★
common bile duct
[kámən báil dʌ́kt]
カマン / バィL / ダKT

名 総胆管
- = bile duct **L** *ductus choledochus*
- ⊕ **形** bile (胆汁の)
- ⊕ **名** duct (管)

☐ 607 ★
pancreas
[pǽnkriəs]
パンKリアS

名 膵臓
- **複** pancreata
- **形** pancreatic (膵の) ▸ **例** pancreatic juice (膵液)

☐ 608 ★
pancreatic duct
[pæ̀nkriǽtik dʌ́kt]
パンKリアティK / ダKT

名 膵管
- **L** *ductus pancreaticus*
- ⊕ **形** pancreatic (膵の)
- ⊕ 膵の外分泌腺の導管で十二指腸に通じる。

Digestive System

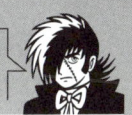

Illustrations 601-608

肝臓は、胆汁の分泌、糖・脂肪・蛋白質の代謝、解毒作用などを担う、多機能で重要な臓器だ。

- 601 肝臓
- 602 右葉
- 603 左葉
- 604 肝鎌状間膜
- 605 胆嚢
- 606 総胆管
- 607 膵臓
- 608 膵管

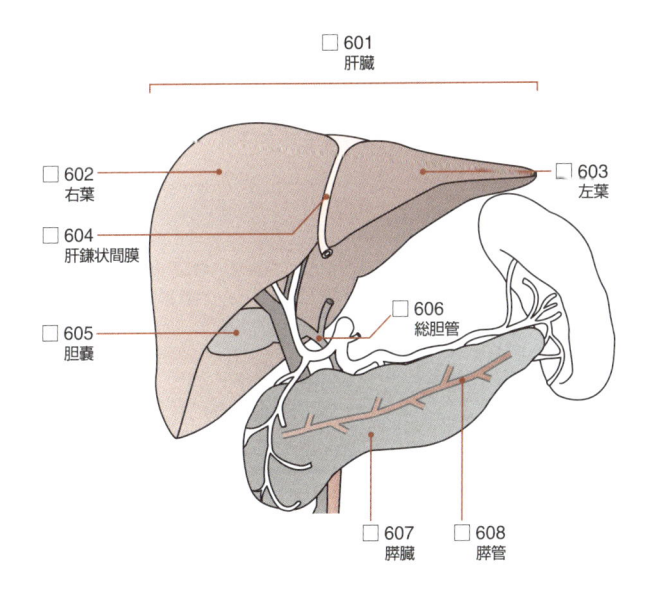

- ☐ 601 **liver**
- ☐ 602 **right lobe**
- ☐ 603 **left lobe**
- ☐ 604 **falciform ligament of liver**（肝臓の表面に伸びる腹膜のヒダ）
- ☐ 605 **gallbladder**（肝臓の下面の陥没部分にある嚢状の臓器）
- ☐ 606 **common bile duct**（胆汁を十二指腸へ流す管）
- ☐ 607 **pancreas**
- ☐ 608 **pancreatic duct**

Unit 5

泌尿生殖器系
Urogenital Systems

☐ Day 39

Listen 🔊 CD-77

☐ 609 ★
kidney
[kídni]
キDニ

名 腎臓
= nephros
L *ren* ▶ ⊕ 形 renal (腎臓の) ▶ 例 renal artery (腎動脈)

☐ 610 ★ ❶発音注意
hilum of kidney
[háiləm əv kídni]
ハイラM / アV / キDニ

名 腎門
L *hilum renale*
⊕ 名 hilum (門 <脈管や神経が出入りする部分>)
▶ 複 hila

☐ 611
renal sinus
[ríːnl sáinəs]
リーNL / サイナS

名 腎洞
L *sinus renalis*
⊕ 形 renal (腎臓の)   ⊕ 名 sinus (洞 <ここでは腎組織が空洞となって凹んだ腎門周辺のこと>)

☐ 612
renal lobes
[ríːnl lóubz]
リーNL / ロウBZ

名 腎葉
⊕ 形 renal (腎臓の)
⊕ 名 lobe (葉 <器官の肉眼的区分の1つ>)

☐ 613 ★ ❶発音注意
renal medulla
[ríːnl mədʌ́lə]
リーNL / マダラ

名 腎髄質
⊕ 名 medulla (髄質 <内部にある軟らかい部分>)
▶ ⇔ cortex (皮質)

☐ 614 ★
renal cortex
[ríːnl kɔ́ːrteks]
リーNL / コーテKS

名 腎皮質
⊕ cortex (皮質 <器官の表層部>) ▶ ⇔ medulla (髄質)

☐ 615 ★
renal pelvis
[ríːnl pélvis]
リーNL / ペLヴィS

名 腎盂
= pelvis of kidney
⊕ pelvis (腎盂、骨盤)

☐ 616 ❶発音注意
calix
[kéiliks]
ケイリKS

名 腎杯
= calyx   複 calices
形 caliceal (腎杯の) ▶ 例 caliceal diverticulum (腎杯憩室)

Illustrations 609-616
Urogenital Systems

lobe（葉）は臓器の区分を指す。脳や肺、甲状腺にも lobe があったのを思い出そう。

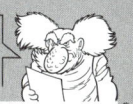

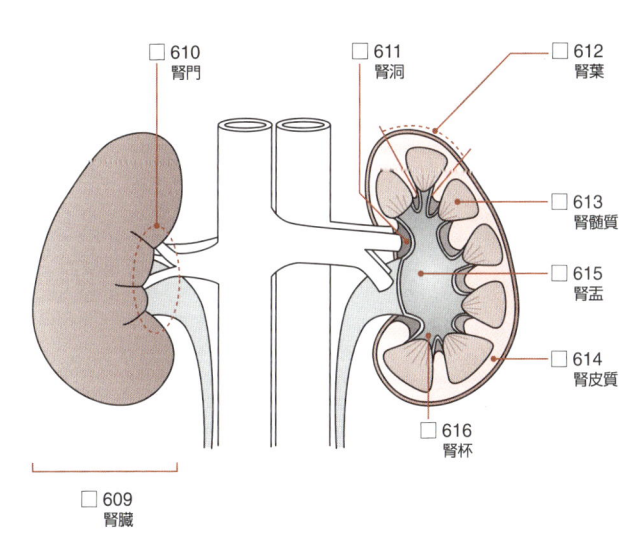

- □ 610 腎門
- □ 611 腎洞
- □ 612 腎葉
- □ 613 腎髄質
- □ 615 腎盂
- □ 614 腎皮質
- □ 616 腎杯
- □ 609 腎臓

- □ 609 **kidney**
- □ 610 **hilum of kidney**（血管やリンパ管が腎洞に出入りするところ）
- □ 611 **renal sinus**（腎門から腎臓の内部に向かって陥没した部分）
- □ 612 **renal lobes**（錐体形の髄質１つとその周辺の皮質を合わせた構造単位）
- □ 613 **renal medulla**（錐体形をした腎の髄質）
- □ 614 **renal cortex**
- □ 615 **renal pelvis**（尿管が腎臓に入って広がった部分）
- □ 616 **calix**（腎盂が分岐した杯状の部分）

Unit 5

☐ Day 39

Listen)) CD-78

☐ 617 ★ ❶発音注意
ureter
[juərí:tər]
ユアリーター

名 尿管
形 ureteral（尿管の）▶ **例** ureteral colic（<結石による>尿管仙痛）

☐ 618
median umbilical fold
[mí:diən ʌmbílikəl fóuld]
ミーディアン / アMビリカL / フォゥLD

名 正中臍ヒダ
L plica umbilicalis mediana
➕ **形** median（正中の） ➕ **形** umbilical（臍の）
➕ **名** fold（ヒダ）

☐ 619 ★ ❶発音注意
urinary bladder
[júərənèri blǽdər]
ユアラネリ / Bラダー

名 膀胱
L vesica urinaria
➕ **形** urinary（尿の） ➕ **名** bladder（袋）
➕ urinary の発音を「**ウ**リナリー」としない。

☐ 620 ❶発音注意
ureteric orifice
[juərì:térik ɔ́:rəfis]
ユアリテリK / オーラフィS

名 尿管口
L ostium ureteris
➕ **G** ureteric（尿管の）
➕ **名** orifice（開口部）

☐ 621
trigone of bladder
[tráigoun əv blǽdər]
Tライゴウン / アV / Bラダー

名 膀胱三角
= vesical triangle
L trigonum vesicae

☐ 622
detrusor (muscle)
[di:trú:sər (mʌ́sl)]
ディーTルーサー /〈マSL〉

名 排尿筋
L musculus detrusor vesicae
➕ **動** detrude（〜を押し出す）に由来。

☐ 623 ❶発音注意
internal urethral orifice
[intə́:rnl juərí:θrəl ɔ́:rəfis]
インターNL / ユアリー θラL / オーラフィS

名 内尿道口
= internal urethral opening
L ostium urethrae internum

☐ 624 ★ ❶発音注意
urethra
[juərí:θrə]
ユアリー θラ

名 尿道
形 urethral（尿道の）▶ **例** urethral calculus（尿道結石）

Illustrations 617-624
Urogenital Systems

ureter（尿管）と urethra（尿道）は綴りが似ているので混同しないようにしよう。

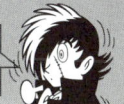

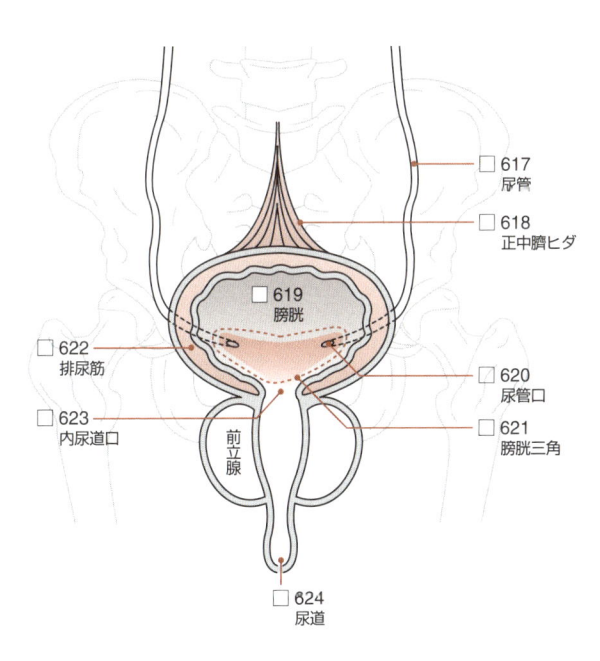

- 617 尿管
- 618 正中臍ヒダ
- 619 膀胱
- 622 排尿筋
- 620 尿管口
- 623 内尿道口
- 621 膀胱三角
- 前立腺
- 624 尿道

- □ 617 **ureter**（腎から膀胱への尿路の管）
- □ 618 **median umbilical fold**（膀胱尖から臍へと伸びる腹膜のヒダ）
- □ 619 **urinary bladder**
- □ 620 **ureteric orifice**（左右の尿管が膀胱に通じるところ）
- □ 621 **trigone of bladder**（左右の尿管口と内尿道口の間の三角形の部分）
- □ 622 **detrusor (muscle)**（膀胱壁の筋肉）
- □ 623 **internal urethral orifice**（尿道の膀胱側の開口部）
- □ 624 **urethra**（膀胱から尿を外へ排出する管）

Unit 5

☐ Day 40

Listen CD-79

☐ 625 ★

seminal vesicle

[sémənl vésikl]
セマNL / ヴェシKL

名 精嚢、精嚢腺
= seminal gland
⊕ 形 seminal (精液の) ▶ 名 semen (精液)
⊕ 名 vesicle (小嚢、小胞)

☐ 626 ❶発音注意

ejaculatory duct

[idʒǽkjulətɔ̀:ri dʌ́kt]
イジャキュラトーリ / ダKT

名 射精管
⊕ 形 ejaculatory (射精の) ▶ 名 ejaculation (射精)

☐ 627 ★

prostate

[prásteit]
PラSテイT

名 前立腺
= prostate gland L *prostata*
形 prostatic (前立腺の) ▶ 例 prostatic hypertrophy (前立腺肥大)

☐ 628 ★

penis

[pí:nis]
ピーニS

名 陰茎
複 penes、penises
形 penile (陰茎の) ▶ 例 penile raphe (陰茎縫線)

☐ 629 ★

epididymis

[èpədídimis]
エパディディミS

名 精巣上体、副睾丸
= parorchis 複 epididymides
形 epididymal (精巣上体の) ▶ 例 epididymal cyst (精巣上体嚢胞)

☐ 630 ★

scrotum

[skróutəm]
SKロウタM

名 陰嚢
複 scrota、scrotums
形 scrotal (陰嚢の) ▶ 例 scrotal hernia (陰嚢ヘルニア)

☐ 631 ★

testis

[téstis]
テSティS

名 精巣、睾丸
= testicle、orchis
複 testes
形 testicular (精巣の) ▶ 例 testicular artery (精巣動脈)

☐ 632 ★

sperm

[spə́:rm]
Sパ—M

名 精子
= spermatozoon
複 sperm、sperms
形 spermatic (精子の) ▶ 例 spermatic cord (精索)

Illustrations 625-632
Urogenital Systems

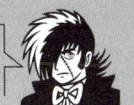

性器は複数の臓器がかかわり合って機能している。各臓器の位置を正確に把握しておこう。

- 膀胱
- □ 625 精嚢
- □ 626 射精管
- □ 627 前立腺
- □ 628 陰茎
- □ 629 精巣上体
- □ 630 陰嚢
- □ 631 精巣
- □ 632 精子

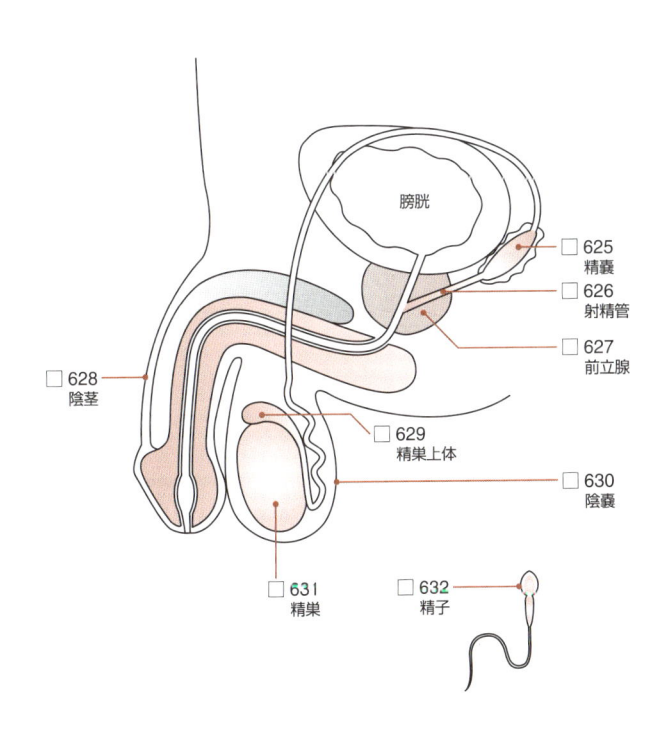

- □ 625 **seminal vesicle**（膀胱底の後部にある外分泌器官）
- □ 626 **ejaculatory duct**
- □ 627 **prostate**（膀胱の下にある、尿道起始部を取り囲んでいる分泌器官。男性だけが持つ）
- □ 628 **penis**
- □ 629 **epididymis**（精巣背面に付着している細長い器官で、精子の貯蔵・輸送を行う）
- □ 630 **scrotum**（精巣を包む袋状の皮膚）
- □ 631 **testis**
- □ 632 **sperm**

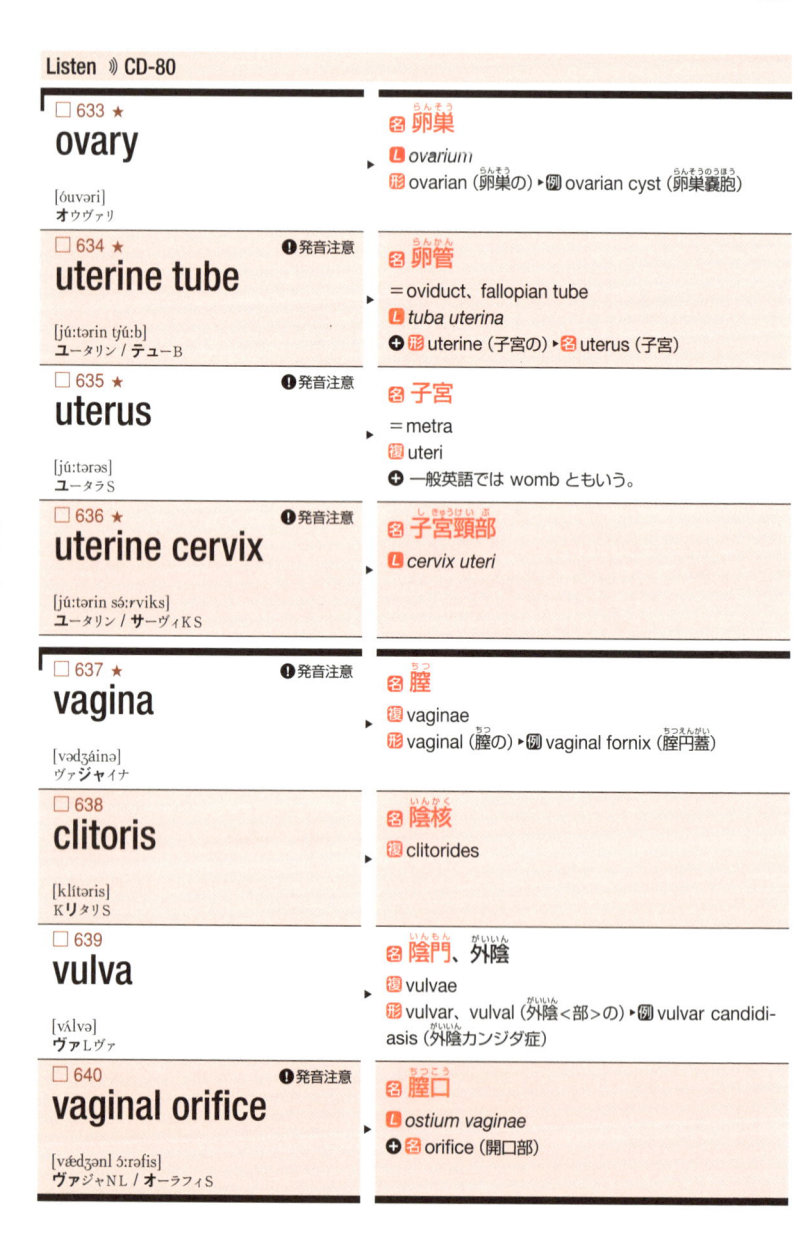

Unit 5

☐ Day 40

Listen 》CD-80

☐ 633 ★
ovary
[óuvəri]
オウヴァリ

名 卵巣
L *ovarium*
形 ovarian (卵巣の) ▶ 例 ovarian cyst (卵巣嚢胞)

☐ 634 ★ ❶発音注意
uterine tube
[júːtərin tjúːb]
ユータリン / テューB

名 卵管
= oviduct、fallopian tube
L *tuba uterina*
➕ 形 uterine (子宮の) ▶ 名 uterus (子宮)

☐ 635 ★ ❶発音注意
uterus
[júːtərəs]
ユータラS

名 子宮
= metra
複 uteri
➕ 一般英語では womb ともいう。

☐ 636 ★ ❶発音注意
uterine cervix
[júːtərin sə́ːrviks]
ユータリン / サーヴィKS

名 子宮頸部
L *cervix uteri*

☐ 637 ★ ❶発音注意
vagina
[vədʒáinə]
ヴァジャイナ

名 膣
複 vaginae
形 vaginal (膣の) ▶ 例 vaginal fornix (膣円蓋)

☐ 638
clitoris
[klítəris]
Kリタリs

名 陰核
複 clitorides

☐ 639
vulva
[vʌ́lvə]
ヴァLヴァ

名 陰門、外陰
複 vulvae
形 vulvar、vulval (外陰<部>の) ▶ 例 vulvar candidiasis (外陰カンジダ症)

☐ 640 ❶発音注意
vaginal orifice
[vǽdʒənl ɔ́ːrəfis]
ヴァジャNL / オーラフィS

名 膣口
L *ostium vaginae*
➕ 名 orifice (開口部)

Illustrations 633-640
Urogenital Systems

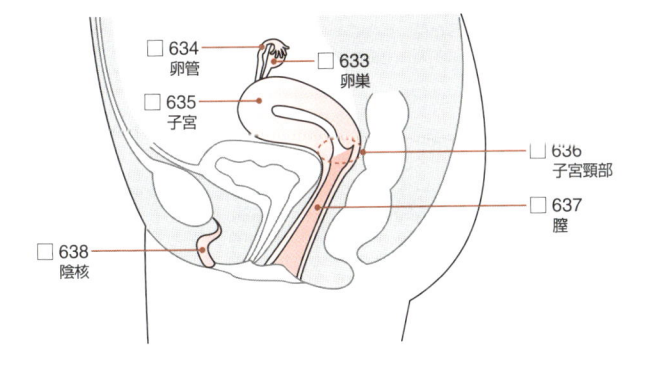

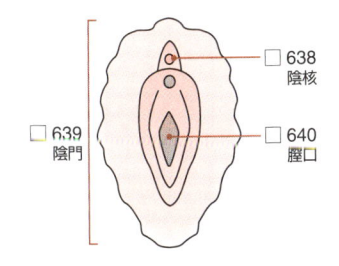

これでこの本の勉強は終了だ。
お疲れさま！ 復習も必ずやる
ように！

- 634 卵管
- 633 卵巣
- 635 子宮
- 636 子宮頸部
- 637 膣
- 638 陰核
- 638 陰核
- 639 陰門
- 640 膣口

- 633 **ovary**
- 634 **uterine tube** （卵巣の上または外側から子宮へ通じる管）
- 635 **uterus**
- 636 **uterine cervix** （子宮から膣へ繋がる子宮下部のくびれたところ）
- 637 **vagina**
- 638 **clitoris** （陰門の前方にある性器）
- 639 **vulva** （女性の外部生殖器）
- 640 **vaginal orifice**

知っておきたい 医学用語トリビア❹

ここでは、Chapter 4で学習した医学用語にまつわる豆知識や知っておくためになる情報を紹介します。

apex(尖)とbase(底)

肺や心臓など円錐形をイメージできる形の臓器では、その両端に対してapex(尖)とbase(底)という呼び名が用いられています。これは上・下の方向とは無関係であることに注意しましょう。

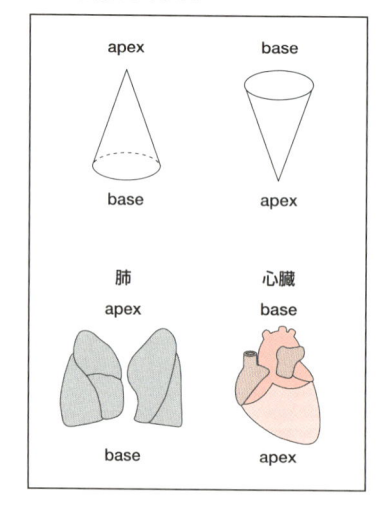

apex(尖)とbase(底)がある代表的な部位としては、肺、心臓のほかに、仙骨、膝蓋骨などが挙げられます。

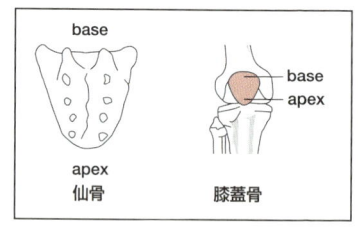

さらに、下図のような腺上皮で構成された腺管構造では、内腔側を「apical側」ということがあります。これは個々の上皮の形が円錐状になっていることに注目して、apical側(内腔側)、basal側(基底腔側)と表現しているのです。

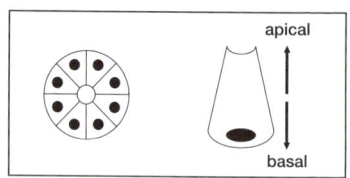

bifurcation(〈二叉〉分岐)について

川や時間など「流れ」があるところに必ずといっていいほど訪れるのが「分かれ道(分岐)」です。「分岐(＝furcation)」している所では問題が起きやすかったり、時には、長く記憶に残ることが起こったりするものです。

bifurcationという言葉は、「2重、2倍」を意味する接頭辞bi-と、fork(フォーク)を意味するラテン語 *furca* に由来します。

furcationだけの場合は多方面への「分岐」を表しますが、bifurcationとなると、特に大きな血管や気管の「二叉分岐」に使われます。

例えばcarotid bifurcation(頸動脈分岐)は、総頸動脈が内・外頸動脈に分かれるところです。ここは血栓が形成されやすい場所でもあります。腹大動脈が左・右総腸骨動脈に分かれるのはaortic bifurcation(大動脈分岐)です。ここは動脈瘤の好発部位です。そのほかに、肺動脈幹が左右の肺動脈に分岐するbifurcation of pulmonary trunk(肺動脈幹分岐)もあります。そして気管が左右の主気管支に分かれるところが、このChapterで学習したtracheal bifurcation(気管分岐部)[564]です。

INDEX

英語索引（アルファベット順）
▶ p.174-180

日本語索引（五十音順）
▶ p.181-187

＊それぞれの語の右側にある数字は、見出し語の番号を表しています。

English Index
英語索引

A

- [ ] abdomen 050
- [ ] abdominal cavity 103
- [ ] abducens nerve 378
- [ ] abduction 122
- [ ] acantha 240
- [ ] accessory nerve 383
- [ ] acetabulum 204
- [ ] acromion 035
- [ ] acroteric 150
- [ ] adduction 121
- [ ] adductor magnus (muscle) 313
- [ ] adenohypophysis 516
- [ ] adrenal cortex 538
- [ ] adrenal gland 537
- [ ] adrenal medulla 542
- [ ] afferent lymphatic 469
- [ ] ala of nose 020
- [ ] aldosterone 539
- [ ] alveolar process 174
- [ ] alveolar sac 567
- [ ] alveolus 568
- [ ] amnionic fluid 429
- [ ] amygdaloid body 349
- [ ] anconeus muscle 277
- [ ] androgen 541
- [ ] ankle 091
- [ ] ankle joint 120
- [ ] anterior 142
- [ ] anterior cerebral artery [ACA] 451
- [ ] anterior superior iliac spine 051
- [ ] anus 600
- [ ] aorta 482
- [ ] aortic arch 483
- [ ] aortic valve 504
- [ ] apex of heart 490
- [ ] apex of lung 570
- [ ] appendix 598
- [ ] arcuation 128
- [ ] arcus pedis 302
- [ ] areola 040
- [ ] arm 066
- [ ] arterial ligament 492
- [ ] arteriole 421
- [ ] artery 420
- [ ] arytenoid cartilage 551
- [ ] atlas 227
- [ ] auricle 397
- [ ] auscultatory triangle 060
- [ ] autonomic nerve 357
- [ ] axilla 036
- [ ] axillary artery 435
- [ ] axillary lymph nodes 476
- [ ] axillary vein 444
- [ ] axis 228
- [ ] axon 371
- [ ] azygos vein 442

B

- [ ] back 057
- [ ] basal ganglia 348
- [ ] base of heart 489
- [ ] base of lung 576
- [ ] basilar artery 453
- [ ] beard 026
- [ ] biceps brachii (muscle) 273
- [ ] biceps femoris (muscle) 306
- [ ] bilateral 153
- [ ] body cavity 097
- [ ] body of pancreas 530
- [ ] body of sternum 196
- [ ] body of stomach 588
- [ ] brachialis (muscle) 275
- [ ] brachiocephalic trunk 484
- [ ] brachioradialis (muscle) 280
- [ ] brain stem 347
- [ ] breast 038
- [ ] bronchiole 566
- [ ] bronchus 565
- [ ] bucca 015
- [ ] buccinator (muscle) 190
- [ ] buttocks 062

C

- [ ] calcaneal tendon 319
- [ ] calcaneal tuberosity 299
- [ ] calcaneus 298
- [ ] calcitonin 527
- [ ] calf 090
- [ ] calix 616
- [ ] calvaria 162
- [ ] capillary 422
- [ ] capitulum of humerus 259
- [ ] capsule 461
- [ ] cardia 586
- [ ] cardiac impression (on lung) 575
- [ ] carina of trachea 563
- [ ] carpal bones 268
- [ ] carpus 072
- [ ] caudal 135

- ☐ caudate nucleus 350
- ☐ cavernous sinus 455
- ☐ cecum 597
- ☐ central 156
- ☐ central nervous system [CNS] 354
- ☐ central sulcus 327
- ☐ cerebellum 334
- ☐ cerebral cortex 338
- ☐ cerebral hemisphere 323
- ☐ cerebral medullary substance 339
- ☐ cerebrum 322
- ☐ cervical lymph nodes 473
- ☐ cervical nerves [C1-C8] 364
- ☐ cervical vertebrae 226
- ☐ chest 037
- ☐ choana 406
- ☐ chyle cistern 478
- ☐ cilium 011
- ☐ cingulate gyrus 340
- ☐ clavicle 193
- ☐ clitoris 638
- ☐ coccygeal nerve 368
- ☐ coccygeal vertebrae 233
- ☐ coccyx 207
- ☐ cochlea 400
- ☐ colon 596
- ☐ common bile duct 606
- ☐ common carotid artery 433
- ☐ common iliac artery 438
- ☐ common iliac vein 446
- ☐ conjunctiva 387
- ☐ conus elasticus 549
- ☐ coracobrachialis muscle 276
- ☐ coracoid process 197
- ☐ cornea 388
- ☐ corniculate cartilage 550
- ☐ coronal suture 163
- ☐ coronary artery 491
- ☐ coronary sinus 507
- ☐ coronoid process 266
- ☐ corpus callosum 341
- ☐ corrugator supercilii (muscle) 180
- ☐ cortisol 540
- ☐ costal arch 046
- ☐ costicartilage 199
- ☐ coxal bone 202
- ☐ cranial 134
- ☐ cranial cavity 098
- ☐ cranial nerves 356
- ☐ cricoid cartilage 548
- ☐ crus 088
- ☐ cubital fossa 070
- ☐ cuneiform bone 301

D

- ☐ deltoid (muscle) 210
- ☐ dendrite 370
- ☐ depressor labii inferioris (muscle) 189
- ☐ descending aorta 437
- ☐ detrusor (muscle) 622
- ☐ diaphragm 107
- ☐ diencephalon 342
- ☐ digestive tract 580
- ☐ digit 075
- ☐ dimple 014
- ☐ distal 137
- ☐ distal phalanx 272
- ☐ dorsum of foot 092
- ☐ dorsum of hand 073
- ☐ dorsum of nose 019
- ☐ ductus arteriosus 430
- ☐ ductus venosus 431
- ☐ duodenum 591

E

- ☐ ear 017
- ☐ efferent lymphatic 468
- ☐ ejaculatory duct 626
- ☐ elbow 068
- ☐ encephalon 321
- ☐ endocardium 496
- ☐ endocrine part of pancreas 532
- ☐ epididymis 629
- ☐ epigastric fossa 047
- ☐ epigastrium 158
- ☐ epiglottic cartilage 546
- ☐ epiglottis 547
- ☐ epinephrine 543
- ☐ episternum 194
- ☐ erythrocyte 423
- ☐ esophagus 579
- ☐ extension 126
- ☐ extensor carpi radialis longus (muscle) 281
- ☐ extensor carpi ulnaris (muscle) 284
- ☐ extensor digiti minimi (muscle) 285
- ☐ extensor digitorum muscle 286
- ☐ extensor retinaculum 288
- ☐ external acoustic meatus 395
- ☐ external anal sphincter 256
- ☐ external ear 393

- ☐ external oblique (muscle) 215
- ☐ eyeball 386
- ☐ eyebrow 009
- ☐ eyelid 010

F

- ☐ face 008
- ☐ facial muscles 177
- ☐ facial nerve 379
- ☐ falciform ligament of liver 604
- ☐ fauces 577
- ☐ femoral artery 439
- ☐ femoral vein 447
- ☐ femur 289
- ☐ fibula 293
- ☐ flank 049
- ☐ flexion 125
- ☐ flexor carpi radialis (muscle) 282
- ☐ flexor carpi ulnaris (muscle) 283
- ☐ flexor digitorum brevis 320
- ☐ foot 082
- ☐ forearm 067
- ☐ forehead 006
- ☐ frenulum linguae 416
- ☐ frontal 133
- ☐ frontal bone 164
- ☐ frontal lobe 329
- ☐ frontal sinus 401
- ☐ fundus of stomach 587

G

- ☐ galea aponeurotica 178
- ☐ gallbladder 605
- ☐ gastrocnemius (muscle) 317
- ☐ germinal center 471
- ☐ gingiva 023
- ☐ glabella 007
- ☐ glenohumeral joint 115
- ☐ glossopharyngeal nerve 381
- ☐ glottis 560
- ☐ glucagon 534
- ☐ gluteal fold 064
- ☐ gluteus maximus (muscle) 252
- ☐ gluteus medius (muscle) 251
- ☐ gracilis (muscle) 314
- ☐ greater omentum 110
- ☐ greater trochanter 291
- ☐ groin 055

H

- ☐ hair 004
- ☐ hand 071
- ☐ hard palate 409
- ☐ head 001
- ☐ head of femur 290
- ☐ head of pancreas 529
- ☐ heart 481
- ☐ heel 095
- ☐ hilum of kidney 610
- ☐ hilum of lung 574
- ☐ hip joint 118
- ☐ hippocampus 352
- ☐ horizontal 130
- ☐ humeroulnar joint 116
- ☐ humerus 257
- ☐ hyoid bone 552
- ☐ hypochondriac region 048
- ☐ hypogastrium 160
- ☐ hypoglossal nerve 384
- ☐ hypophysial portal veins 519
- ☐ hypothalamus 344

I

- ☐ ileum 594
- ☐ iliac crest 056
- ☐ iliacus (muscle) 217
- ☐ iliocostalis (muscle) 250
- ☐ iliopsoas (muscle) 218
- ☐ ilium 203
- ☐ index finger 077
- ☐ inferior 146
- ☐ inferior hypophysial artery 520
- ☐ inferior vena cava [IVC] 445
- ☐ infrascapular region 058
- ☐ infraspinatus (muscle) 245
- ☐ infrasternal angle 045
- ☐ inguinal ligament 222
- ☐ inguinal lymph node 479
- ☐ insulin 535
- ☐ interatrial septum 509
- ☐ intercostal space 200
- ☐ intergluteal cleft 063
- ☐ intermediate 155
- ☐ internal carotid artery [ICA] 449
- ☐ internal ear 394
- ☐ internal intercostal (muscle) 212
- ☐ internal jugular vein 450

- [ ] internal urethral orifice 623
- [ ] interventricular septum 510
- [ ] intervertebral disc 239
- [ ] iris 389
- [ ] ischium 205
- [ ] isthmus of thyroid gland 524

J

- [ ] jaw 025
- [ ] jejunum 593
- [ ] jugular notch 041

K

- [ ] kidney 609
- [ ] Kiesselbach area 405
- [ ] knee 084
- [ ] knee joint 119

L

- [ ] labial commissure (of mouth) 414
- [ ] lacrimal bone 169
- [ ] lacrimal gland 385
- [ ] large intestine 595
- [ ] laryngeal inlet 555
- [ ] laryngeal prominence 030
- [ ] larynx 545
- [ ] lateral 144
- [ ] lateral malleolus 295
- [ ] lateral sulcus 332
- [ ] latissimus dorsi (muscle) 248
- [ ] left atrium [LA] 497
- [ ] left auricle 407
- [ ] left lobe 603
- [ ] left ventricle [LV] 498
- [ ] lens 390
- [ ] lentiform nucleus 351
- [ ] lentigo 016
- [ ] leukocyte 424
- [ ] levator anguli oris (muscle) 185
- [ ] levator ani (muscle) 255
- [ ] levator labii superioris (muscle) 183
- [ ] levator scapulae (muscle) 243
- [ ] linea alba 223
- [ ] lingual papilla 412
- [ ] lip 024
- [ ] little finger 080
- [ ] liver 601
- [ ] loin 052
- [ ] longitudinal 131
- [ ] longitudinal cerebral fissure 324
- [ ] lower extremity 081
- [ ] lower lobe 573
- [ ] lumbar nerves 366
- [ ] lumbar triangle 059
- [ ] lumbar vertebrae 231
- [ ] lung 569
- [ ] lymph 465
- [ ] lymph node 467
- [ ] lymph sinus 472
- [ ] lymph vessel 466
- [ ] lymphoid nodule 470

M

- [ ] malleolus 094
- [ ] mandible 173
- [ ] masseter (muscle) 187
- [ ] maxilla 172
- [ ] medial 143
- [ ] median umbilical fold 618
- [ ] mediastinum 106
- [ ] medulla oblongata 336
- [ ] melatonin 514
- [ ] mental foramen 175
- [ ] mental protuberance 176
- [ ] mentum 027
- [ ] mesencephalon 346
- [ ] mesentery 111
- [ ] metacarpal bones 269
- [ ] metatarsal bone 303
- [ ] midclavicular line [MCL] 043
- [ ] middle cerebral artery [MCA] 452
- [ ] middle ear 396
- [ ] middle finger 078
- [ ] middle lobe 572
- [ ] middle phalanx 271
- [ ] mitral valve 505
- [ ] motor nerve 363
- [ ] mouth 022
- [ ] mucosa 584
- [ ] muscularis 582
- [ ] myocardium 495

N

- [ ] naris 408
- [ ] nasal bone 168
- [ ] nasal septum 403
- [ ] nasal vestibule 407
- [ ] navicular (bone) 300
- [ ] neck 029
- [ ] neck of radius 260
- [ ] nerve 353
- [ ] neurohypophysis 517
- [ ] neuron 369

何語クリアできましたか？ 1 ☐ 2 ☐

☐ nipple	039
☐ norepinephrine	544
☐ nose	018
☐ nostril	021
☐ nucha	032

O

☐ oblique	148
☐ obturator externus (muscle)	308
☐ occipital bone	167
☐ occipital lobe	331
☐ occipitofrontalis (muscle)	191
☐ occiput	002
☐ oculomotor nerve	375
☐ oculus	012
☐ olecranon	069
☐ olfactory bulb	402
☐ olfactory nerve	373
☐ opening of coronary sinus	508
☐ optic nerve	374
☐ oral cavity	100
☐ orbicularis oculi (muscle)	182
☐ orbicularis oris (muscle)	186
☐ orbital cavity	099
☐ otosalpinx	399
☐ oval foramen	432
☐ oval fossa	506
☐ ovary	633

P

☐ palatine tonsil	413
☐ palatine uvula	411
☐ pallium	337
☐ palm	074
☐ palmar	140
☐ pancreas	607
☐ pancreatic duct	608
☐ pancreatic islets	533
☐ papillary muscle	512
☐ parasympathetic nerve	360
☐ parathormone [PTH]	528
☐ parathyroid gland	523
☐ parietal bone	165
☐ parietal layer (of serous pericardium)	493
☐ parietal lobe	330
☐ patella	292
☐ patellar ligament	086
☐ pectineus (muscle)	224
☐ pectoralis major (muscle)	211
☐ pelvic cavity	104
☐ pelvic diaphragm	112
☐ penis	628
☐ pericardial cavity	102
☐ pericardium	105
☐ peripheral	157
☐ peripheral nervous system [PNS]	355
☐ peritoneum	109
☐ phalanx	304
☐ pharynx	578
☐ pineal body	513
☐ piriformis (muscle)	253
☐ pituitary gland	515
☐ placenta	425
☐ platysma (muscle)	192
☐ pleura	108
☐ pons	335
☐ popliteal artery	440
☐ popliteal fossa	085
☐ popliteal lymph node	480
☐ popliteal vein	448
☐ postcentral sulcus	328
☐ posterior	141
☐ precentral gyrus	326
☐ precentral sulcus	325
☐ procerus (muscle)	181
☐ profunda	151
☐ pronation	123
☐ pronator quadratus (muscle)	287
☐ pronator teres (muscle)	279
☐ prostate	627
☐ proximal	136
☐ proximal phalanx	270
☐ psoas major (muscle)	219
☐ pubic symphysis	208
☐ pubis	206
☐ pulmonary arteries [PA]	486
☐ pulmonary trunk	485
☐ pulmonary valve	502
☐ pupil	013
☐ pyloric antrum	589
☐ pylorus	590
☐ pyramidal lobe	522

Q

☐ quadratus lumborum (muscle)	220
☐ quadriceps femoris (muscle)	305

R

☐ radial	138
☐ radial notch	267

☐ radiant 149	☐ semilunar valve 501	☐ styloid process of radius 263
☐ radius 261	☐ seminal vesicle 625	☐ subclavian artery 434
☐ rectum 599	☐ sensory nerve 362	☐ subclavian vein 441
☐ rectus abdominis (muscle) 214	☐ septum pellucidum 345	☐ submucosa 583
☐ rectus femoris (muscle) 311	☐ serosa 581	☐ superficial 152
☐ red pulp of spleen 463	☐ serratus anterior (muscle) 213	☐ superior 145
☐ renal artery 436	☐ serratus posterior inferior (muscle) 249	☐ superior hypophysial artery 518
☐ renal cortex 614	☐ shaft of radius 262	☐ superior sagittal sinus 454
☐ renal lobes 612	☐ shin 080	☐ superior vena cava [SVC] 443
☐ renal medulla 613	☐ shoulder 034	☐ supination 124
☐ renal pelvis 615	☐ sigmoid sinus 456	☐ supinator (muscle) 278
☐ renal sinus 611	☐ skull 161	☐ supraclavicular fossa 042
☐ retina 391	☐ small intestine 592	☐ sympathetic nerve 359
☐ rhomboid major (muscle) 244	☐ soft palate 410	☐ synapse 372
☐ rib 198	☐ sole 096	
☐ right atrium [RA] 499	☐ soleus (muscle) 318	**T**
☐ right auricle 488	☐ somatic nerve 358	☐ tail of pancreas 531
☐ right lobe 602	☐ somatostatin 536	☐ talus 297
☐ right lymphatic duct 474	☐ sperm 632	☐ tarsal bone 296
☐ right ventricle [RV] 500	☐ sphenoid (bone) 170	☐ temple 003
☐ rima glottidis 558	☐ sphenoidal sinus 404	☐ temporal bone 166
☐ rima vestibuli 556	☐ spinal cord 238	☐ temporal fascia 179
☐ ring finger 079	☐ spinal nerves 361	☐ temporal lobe 333
☐ risorius (muscle) 188	☐ spleen 457	☐ temporomandibular joint 113
	☐ splenic artery 458	☐ tendinous cords 511
S	☐ splenic hilum 460	☐ tensor fasciae latae (muscle) 221
☐ sacral nerves 367	☐ splenic trabecula 462	☐ teres major (muscle) 247
☐ sacral region 061	☐ splenic vein 459	☐ teres minor (muscle) 246
☐ sacral vertebrae 232	☐ splenius cervicis (muscle) 241	☐ testis 631
☐ sacrum 201	☐ sternal angle 195	☐ thalamus 343
☐ sagittal 129	☐ sternoclavicular joint 114	☐ thigh 083
☐ sartorius (muscle) 307	☐ sternocleidomastoid (muscle) 031	☐ thoracic cavity 101
☐ scalp 005	☐ sternohyoid (muscle) 209	☐ thoracic duct 477
☐ scapula 229	☐ stomach 585	
☐ scrotum 630		

☐ thoracic nerves	365	
☐ thoracic vertebrae	230	
☐ throat	028	
☐ thumb	076	
☐ thyroid cartilage	525	
☐ thyroid gland	521	
☐ thyroxine	526	
☐ tibia	294	
☐ tibial tuberosity	087	
☐ tibialis anterior (muscle)	315	
☐ toe	093	
☐ tongue	415	
☐ torsion	127	
☐ trachea	561	
☐ tracheal bifurcation	564	
☐ tracheal cartilage	562	
☐ transverse	132	
☐ transversus abdominis (muscle)	216	
☐ trapezius (muscle)	242	
☐ triceps brachii (muscle)	274	
☐ triceps surae (muscle)	316	
☐ tricuspid valve	503	
☐ trigeminal nerve	377	
☐ trigone of bladder	621	
☐ trochlea of humerus	258	
☐ trochlear nerve	376	
☐ trunk	033	
☐ tympanic membrane	398	

U

☐ ulna	264
☐ ulnar	139
☐ ulnar notch	265
☐ umbilical artery	427
☐ umbilical cord	426
☐ umbilical region	159
☐ umbilical vein	428
☐ umbilicus	054
☐ unilateral	154
☐ upper extremity	065
☐ upper lobe	571
☐ ureter	617
☐ ureteric orifice	620
☐ urethra	624
☐ urinary bladder	619
☐ urogenital diaphragm	254
☐ uterine cervix	636
☐ uterine tube	634
☐ uterus	635

V

☐ vagina	637
☐ vaginal orifice	640
☐ vagus nerve	382
☐ vastus intermedius (muscle)	310
☐ vastus lateralis (muscle)	312
☐ vastus medialis (muscle)	309
☐ vein	418
☐ venous angle	475
☐ venule	419
☐ vertebra	234
☐ vertebral arch	235
☐ vertebral body	237
☐ vertebral column	225
☐ vertebral foramen	236
☐ vertical	147
☐ vessel	417
☐ vestibular fold	557
☐ vestibule of larynx	554
☐ vestibulocochlear nerve	380
☐ visceral layer (of serous pericardium)	494
☐ vitreous body	392
☐ vocal fold	559
☐ vocal ligament	553
☐ vulva	639

W

☐ waist	053
☐ white pulp of spleen	464
☐ wrist joint	117

X

☐ xiphoid process	044

Z

☐ zygomatic bone	171
☐ zygomaticus major (muscle)	184

Japanese Index
日本語索引

あ

- [ ] 顎 025
- [ ] あごひげ 026
- [ ] 足 082
- [ ] 足指 093
- [ ] アルドステロン 539
- [ ] アンドロゲン 541

い

- [ ] 胃 585
- [ ] 胃体 588
- [ ] 胃底 587
- [ ] 陰核 638
- [ ] 陰茎 628
- [ ] インスリン 535
- [ ] 咽頭 578
- [ ] 陰嚢 630
- [ ] 陰門 639

う

- [ ] ウエスト 053
- [ ] 上の 145
- [ ] 烏口突起 197
- [ ] 烏口腕筋 276
- [ ] 後ろの 141
- [ ] 右心耳 488
- [ ] 右心室 500
- [ ] 右心房 499
- [ ] 右葉 602
- [ ] 運動神経 363

え

- [ ] 腋窩 036
- [ ] 腋窩静脈 444
- [ ] 腋窩動脈 435
- [ ] 腋窩リンパ節 476
- [ ] えくぼ 014
- [ ] S状静脈洞 456
- [ ] エピネフリン 543
- [ ] 遠位の 137
- [ ] 円回内筋 279
- [ ] 延髄 336

お

- [ ] 横隔膜 107
- [ ] オトガイ 027
- [ ] オトガイ孔 175
- [ ] オトガイ隆起 176

か

- [ ] 外果 295
- [ ] 回外 124
- [ ] 回外筋 278
- [ ] 外肛門括約筋 256
- [ ] 外耳 393
- [ ] 外耳道 395
- [ ] 外側溝 332
- [ ] 外側広筋 312
- [ ] 外側の 144
- [ ] 回腸 594
- [ ] 外転 122
- [ ] 外転神経 378
- [ ] 外套 337
- [ ] 回内 123
- [ ] 海馬 352
- [ ] 外鼻孔 408
- [ ] 外腹斜筋 215
- [ ] 外閉鎖筋 308
- [ ] 海綿静脈洞 455
- [ ] 顔 008
- [ ] 下顎骨 173
- [ ] 下下垂体動脈 520
- [ ] 踵 095
- [ ] 蝸牛 400
- [ ] 顎関節 113
- [ ] 角膜 388
- [ ] 下後鋸筋 249
- [ ] 下行大動脈 437
- [ ] 下肢 081
- [ ] 下唇下制筋 189
- [ ] 下垂体 515
- [ ] 下垂体門脈 519
- [ ] 肩 034
- [ ] 下腿 088
- [ ] 下腿三頭筋 316
- [ ] 下大静脈 445
- [ ] 肩関節 115
- [ ] 滑車神経 376
- [ ] 下腹部 160
- [ ] 下葉 573
- [ ] カルシトニン 527
- [ ] 眼窩腔 099
- [ ] 感覚神経 362
- [ ] 肝鎌状間膜 604
- [ ] 眼球 386
- [ ] 眼瞼 010
- [ ] 寛骨 202
- [ ] 寛骨臼 204
- [ ] 環指 079
- [ ] 冠状静脈洞 507
- [ ] 冠状静脈洞口 508
- [ ] 冠状動脈 491
- [ ] 冠状縫合 163
- [ ] 肝臓 601
- [ ] 環椎 227
- [ ] 間脳 342

何語クリアできましたか？ 1 ☐ 2 ☐

顔面筋群	177
顔面神経	379
眼輪筋	182

き

キーセルバッハ部位	405
気管	561
気管支	565
気管軟骨	562
気管分岐部	564
気管竜骨	563
奇静脈	442
基節骨	270
嗅球	402
嗅神経	373
橋	335
胸管	477
頬筋	190
胸腔	101
頬骨	171
胸骨下角	045
胸骨角	195
胸骨舌骨筋	209
胸骨体	196
胸骨柄	194
胸鎖関節	114
胸鎖乳突筋	031
胸神経	365
胸椎	230
胸部	037
胸膜	108
棘下筋	245
棘突起	240
距骨	297
季肋部	048
近位の	136
筋層	582

く

空腸	593
口	022
屈曲	125
頸	029
グルカゴン	534
踝	094

け

脛骨	294
脛骨粗面	087
頸神経	364
頸切痕	041
頸椎	226
頸板状筋	241
頸部リンパ節	473
楔状骨	301
結腸	596
結膜	387
肩甲下部	058
肩甲挙筋	243
肩甲骨	229
腱索	511
剣状突起	044
肩峰	035

こ

口蓋垂	411
口蓋扁桃	413
口角挙筋	185
交感神経	359
口峡	577
咬筋	187
口腔	100
広頸筋	192
硬口蓋	409
虹彩	389
甲状腺	521
甲状腺峡部	524
鉤状突起	266
甲状軟骨	525
口唇	024
後頭	002
喉頭	545
喉頭蓋	547
喉頭蓋軟骨	546
喉頭口	555
後頭骨	167
喉頭前庭	554
後頭前頭筋	191
後頭葉	331
喉頭隆起	030
広背筋	248
後鼻孔	406
項部	032
肛門	600
肛門挙筋	255
口輪筋	186
股関節	118
黒子	016
腰	052
骨盤隔膜	112
骨盤腔	104
鼓膜	398
コルチゾール	540

さ

細気管支	566
細静脈	419
臍静脈	428
臍帯	426
細動脈	421
臍動脈	427
臍部	159
鎖骨	193

語	番号
坐骨	205
鎖骨下静脈	441
鎖骨下動脈	434
鎖骨上窩	042
鎖骨中線	043
左心耳	487
左心室	498
左心房	497
左葉	603
三角筋	210
三叉神経	377
三尖弁	503

し

語	番号
耳介	397
耳管	399
子宮	635
子宮頸部	636
軸索	371
軸椎	228
示指	077
視床	343
視床下部	344
矢状面の	129
指伸筋	286
視神経	374
趾節骨	304
歯槽突起	174
下の	146
膝窩	085
膝蓋骨	292
膝蓋靱帯	086
膝窩静脈	448
膝窩動脈	440
膝窩リンパ節	480
膝関節	119
シナプス	372
歯肉	023
尺側手根屈筋	283
尺側手根伸筋	284
尺側の	139
射精管	626
尺骨	264
尺骨切痕	265
縦隔	106
舟状骨	300
十二指腸	591
皺眉筋	180
手関節	117
手根	072
手根骨	268
手掌	074
樹状突起	370
手背	073
小円筋	246
消化管	580
上顎骨	172
小角軟骨	550
上下垂体動脈	518
松果体	513
笑筋	188
踵骨	298
踵骨腱	319
踵骨隆起	299
小指	080
上肢	065
上矢状静脈洞	454
小指伸筋	285
硝子体	392
上唇挙筋	183
上前腸骨棘	051
掌側の	140
上大静脈	443
小腸	592
小脳	334
上皮小体	523
上腹部	158
漿膜	581
静脈	418
静脈角	475
静脈管	431
睫毛	011
上葉	571
上腕	066
上腕筋	275
上腕骨	257
上腕骨滑車	258
上腕骨小頭	259
上腕三頭筋	274
上腕二頭筋	273
食道	579
自律神経	357
心圧痕	575
腎盂	615
心窩部	047
心基部	489
伸筋支帯	288
心筋層	495
神経	353
神経下垂体	517
唇交連	414
深在の	151
心室中隔	510
腎髄質	613
心尖	490
心臓	481
腎臓	609
伸展	126
腎洞	611
腎動脈	436
心内膜	496
腎杯	616
腎皮質	614
心房中隔	509

心膜	105
心膜腔	102
腎門	610
腎葉	612

す

膵管	608
水晶体	390
膵臓	607
膵臓内分泌部	532
膵体	530
錘体葉	522
垂直の	147
膵頭	529
膵島	533
膵尾	531
水平の	130
脛	089

せ

精子	632
精巣	631
精巣上体	629
声帯靱帯	553
声帯ヒダ	559
正中臍ヒダ	618
精嚢	625
声門	560
声門裂	558
脊髄	238
脊髄神経	361
脊柱	225
赤脾髄	463
舌	415
舌咽神経	381
舌下神経	384
赤血球	423
舌骨	552

舌小帯	416
舌乳頭	412
前額	006
前額面の	133
前鋸筋	213
前脛骨筋	315
仙骨	201
仙骨神経	367
仙骨部	061
腺性下垂体	516
前大脳動脈	451
仙椎	232
前庭ヒダ	557
前庭裂	556
前頭骨	164
前頭洞	401
前頭葉	329
前立腺	627
前腕	067

そ

総頸動脈	433
臓側板	494
総胆管	606
総腸骨静脈	446
総腸骨動脈	438
僧帽筋	242
僧帽弁	505
足関節	120
足弓	302
足底	096
側頭	003
側頭筋膜	179
側頭骨	166
側頭葉	333
足背	092
側腹部	049
鼠径靱帯	222

鼠径部	055
鼠径リンパ節	479
足根	091
足根骨	296
ソマトスタチン	536

た

大円筋	247
体幹	033
大胸筋	211
大頬骨筋	184
体腔	097
帯状回	340
体性神経	358
大腿	083
大腿筋膜張筋	221
大腿骨	289
大腿骨頭	290
大腿四頭筋	305
大腿静脈	447
大腿直筋	311
大腿動脈	439
大腿二頭筋	306
大腸	595
大臀筋	252
大転子	291
大動脈	482
大動脈弓	483
大動脈弁	504
大内転筋	313
大脳	322
大脳基底核	348
大脳縦裂	324
大脳髄質	339
大脳半球	323
大脳皮質	338
胎盤	425
大網	110

☐ 大腰筋	219	☐ 腸骨筋	217	☐ 頭髪	004
☐ 大菱形筋	244	☐ 腸骨稜	056	☐ 頭皮	005
☐ 縦の	131	☐ 聴診三角	060	☐ 頭部	001
☐ 短趾屈筋	320	☐ 長橈側手根伸筋	281	☐ 動脈	420
☐ 弾性円錐	549	☐ 腸腰筋	218	☐ 動脈管	430
☐ 胆嚢	605	☐ 腸肋筋	250	☐ 動脈管索	492
		☐ 直腸	599	☐ 透明中隔	345

ち

		☐ チロキシン	526		
☐ 恥骨	206				
☐ 恥骨筋	224	## つ		## な	
☐ 恥骨結合	208	☐ 椎間板	239	☐ 内頸静脈	450
☐ 膣	637	☐ 椎弓	235	☐ 内頸動脈	449
☐ 膣口	640	☐ 椎孔	236	☐ 内耳	394
☐ 肘窩	070	☐ 椎骨	234	☐ 内耳神経	380
☐ 中間広筋	310	☐ 椎体	237	☐ 内側広筋	309
☐ 中間の	155			☐ 内側の	143
☐ 肘筋	277	## て		☐ 内転	121
☐ 中指	078	☐ 手	071	☐ 内尿道口	623
☐ 中耳	396	☐ 臀溝	064	☐ 内肋間筋	212
☐ 中手骨	269	☐ 臀部	062	☐ 斜めの	148
☐ 中心溝	327	☐ 臀裂	063	☐ 軟口蓋	410
☐ 中心後溝	328				
☐ 中心前回	326	## と		## に	
☐ 中心前溝	325	☐ 頭蓋	161	☐ 乳頭	039
☐ 虫垂	598	☐ 頭蓋冠	162	☐ 乳頭筋	512
☐ 中枢神経系	354	☐ 頭蓋腔	098	☐ 乳び槽	478
☐ 中枢の	156	☐ 動眼神経	375	☐ 乳房	038
☐ 中節骨	271	☐ 瞳孔	013	☐ 乳輪	040
☐ 中足骨	303	☐ 橈骨	261	☐ ニューロン	369
☐ 中大脳動脈	452	☐ 橈骨頸	260	☐ 尿管	617
☐ 中臀筋	251	☐ 橈骨茎状突起	263	☐ 尿管口	620
☐ 肘頭	069	☐ 橈骨切痕	267	☐ 尿生殖隔膜	254
☐ 中脳	346	☐ 橈骨体	262	☐ 尿道	624
☐ 中葉	572	☐ 橈側手根屈筋	282		
☐ 腸間膜	111	☐ 頭側の	134	## ね	
☐ 蝶形骨	170	☐ 橈側の	138	☐ 捻転	127
☐ 蝶形骨洞	404	☐ 頭頂骨	165	☐ 粘膜	584
☐ 腸骨	203	☐ 頭頂葉	330	☐ 粘膜下層	583

の

- 脳 321
- 脳幹 347
- 脳神経 356
- 脳底動脈 453
- 脳梁 341
- 喉 028
- ノルエピネフリン 544

は

- 肺 569
- 肺尖 570
- 胚中心 471
- 肺底 576
- 肺動脈 486
- 肺動脈幹 485
- 肺動脈弁 502
- 排尿筋 622
- 背部 057
- 肺胞 568
- 肺胞嚢 567
- 肺門 574
- 薄筋 314
- 白線 223
- 白脾髄 464
- 白血球 424
- 鼻 018
- パラトルモン 528
- 半月弁 501

ひ

- 鼻孔 021
- 腓骨 293
- 鼻骨 168
- 尾骨 207
- 尾骨神経 368
- 鼻根筋 181
- 膝 084
- 肘 068
- 尾状核 350
- 脾静脈 459
- 鼻前庭 407
- 脾臓 457
- 尾側の 135
- 脾柱 462
- 鼻中隔 403
- 尾椎 233
- 脾動脈 458
- 鼻背 019
- 腓腹 090
- 腓腹筋 317
- 被膜 461
- 脾門 460
- 表在の 152
- 鼻翼 020
- ヒラメ筋 318
- 披裂軟骨 551

ふ

- 腹横筋 216
- 副交感神経 360
- 副腎 537
- 副神経 383
- 副腎髄質 542
- 副腎皮質 538
- 腹直筋 214
- 腹部 050
- 腹膜 109
- 腹腔 103
- 噴門 586

へ

- 壁側板 493
- 臍 054
- 片側の 154
- 扁桃体 349

ほ

- 方形回内筋 287
- 膀胱 619
- 縫工筋 307
- 膀胱三角 621
- 放射状の 149
- 帽状腱膜 178
- 頬 015
- 母指 076

ま

- 前の 142
- 末梢神経系 355
- 末梢の 157
- 末節骨 272
- 末端の 150
- 眉 009

み

- 右リンパ本幹 474
- 眉間 007
- 耳 017
- 脈管 417

め

- 眼 012
- 迷走神経 382
- メラトニン 514

も

- 毛細血管 422
- 盲腸 597
- 網膜 391

ゆ

- 幽門 590

□ 幽門前庭	589
□ 輸出リンパ管	468
□ 輸入リンパ管	469
□ 指	075

よ

□ 腰三角	059
□ 腰神経	366
□ 羊水	429
□ 腰椎	231
□ 腰方形筋	220
□ 横の	132

ら

□ 卵円窩	506
□ 卵円孔	432
□ 卵管	634
□ 卵巣	633

り

□ 梨状筋	253
□ 両側の	153
□ 輪状軟骨	548
□ リンパ	465
□ リンパ管	466
□ リンパ小節	470
□ リンパ節	467
□ リンパ洞	472

る

□ 涙骨	169
□ 涙腺	385

れ

□ レンズ核	351

ろ

□ 肋軟骨	199
□ 肋間隙	200
□ 肋骨	198
□ 肋骨弓	046

わ

□ 彎曲	128
□ 腕尺関節	116
□ 腕橈骨筋	280

聞いて覚える医学英単語

キクタン メディカル

1. 人体の構造編

監修・執筆 髙橋 玲 (Dr. レイ)

発行日	2010年1月28日（初版） 2024年10月10日（第10刷）
企画・編集	株式会社 アルク 文教編集部
編集協力	足立 恵子（株式会社 サイクルズ・カンパニー）
英語編集協力	Kris Chugani
アートディレクション	細山田 光宣
デザイン	朝倉 久美子（株式会社 細山田デザイン事務所）
イラスト	吉泉 ゆう子 株式会社 手塚プロダクション （『ブラック・ジャック』図版提供、吹き出しせりふの監修）
ナレーション	Deirdre Merrell-Ikeda、花輪 英司
音楽制作	柳原 義光（株式会社 アドエイ）
録音・編集	山口 良太（一般財団法人 英語教育協議会）
CDプレス	株式会社 ソニー・ミュージックソリューションズ
DTP	株式会社 秀文社
印刷・製本	TOPPANクロレ株式会社
発行者	天野 智之
発行所	株式会社 アルク

〒141-0001 東京都品川区北品川6-7-29
ガーデンシティ品川御殿山
Website：https://www.alc.co.jp/

地球人ネットワークを創る
アルクのシンボル「地球人マーク」です。

・落丁本、乱丁本は弊社にてお取り替えいたしております。
　Webお問い合わせフォームにてご連絡ください。
　https://www.alc.co.jp/inquiry/
・本書の全部または一部の無断転載を禁じます。著作権法上で認められた場合を除いて、本書からのコピーを禁じます。
・定価はカバーに表示してあります。
・製品サポート：https://www.alc.co.jp/usersupport/
©2010 Rei Takahashi／ALC PRESS INC.　Printed in Japan.
PC：7009108　ISBN：978-4-7574-1833-2